1x1 der chirurgischen Instrumente

Margret Liehn • Hannelore Schlautmann

1x1 der chirurgischen Instrumente

Benennen - Erkennen - Instrumentieren

4. Auflage

 Springer

Margret Liehn
Tating, Deutschland

Hannelore Schlautmann
Wallenhorst, Deutschland

ISBN 978-3-662-65027-1   ISBN 978-3-662-65028-8   (eBook)
https://doi.org/10.1007/978-3-662-65028-8

Die Deutsche Nationalbibliothek verzeichnet diese Publikation in der Deutschen Nationalbibliografie;
detaillierte bibliografische Daten sind im Internet über http://dnb.d-nb.de abrufbar.

Planung: Ulrike Hartmann

Springer ist ein Imprint der eingetragenen Gesellschaft Springer-Verlag GmbH, DE und ist ein
Teil von Springer Nature.
Die Anschrift der Gesellschaft ist: Heidelberger Platz 3, 14197 Berlin, Germany

Vorwort zur 4. Auflage

Wir freuen uns, dass wir nun eine 4. Auflage dieses Buches vorstellen können. Die Personalsituation in den einzelnen Operationsabteilungen ist in den letzten Jahren nicht besser geworden, durch Arbeitsverdichtung und gleichzeitig durch gesetzlich vorgeschriebenen Freizeitausgleich nach Bereitschaftsdiensten wird die Aus-, Fort- und Weiterbildung neuer Mitarbeiter im OP erschwert.

Jeder Mitarbeiter profitiert von guten Einarbeitungskonzepten und nachvollziehbaren Standards. Trotz motivierter Praxisanleiter ist es aber unerlässlich, durch Eigenstudium den Wissensstand zu vervollständigen.

Auch in dieser Auflage haben wir versucht, die Grundlagen des chirurgischen Instrumentariums zu erläutern und mit aktuellen Abbildungen zu vertiefen.

Danke, dass wir dafür immer wieder die Rückmeldung von Mitarbeitern aus den OPs bekommen, dass dieses Buch hilft, sich im anfangs »undurchdringlichen Dschungel« der Instrumente zurechtzufinden.

Wir bedanken uns, dass die Fa. Aesculap AG uns auch für die 4. Auflage viele Abbildungen zur Verfügung stellte, wie auch bei dem Arbeitskreis Instrumentenaufbereitung, dass wir Abbildungen aus der Broschüre „Instrumentenaufbereitung richtig gemacht" übernehmen durften. Ebenfalls gilt unser Dank der Firma Ethicon für die Stapler-Abbildungen, sowie der Firma Storz.

Weiterhin haben uns auch für diese Auflage Kollegen mit ihrem Fachwissen bereitwillig unterstützt und alle auftauchenden Fragen aus der Praxis heraus beantwortet. Insbesondere seien hier Herr Klaus Dieter Harmel (Niels Stensen Kliniken, Marienhospital Osnabrück, Ltg. ZSVA) und Frau Manuela Junker (Niels Stensen Kliniken, Marienhospital Osnabrück) genannt.

Frau Gabriele Frank (Rheinböllen) unterstützte uns bei der Recherche bezüglich der Geschichte der Instrumente.

Die Fotos konnten wir dankenswerterweise im ZOP der Asklepios Klinik Altona in Hamburg aufnehmen.

Ohne die Unterstützung der Springer-Verlags, insbesondere durch Frau Dr. Ulrike Niesel und Frau Ulrike Hartmann wäre dieses Buch nicht möglich gewesen.

Wir hoffen, dass es uns auch diesmal gelungen ist, Mitarbeitern im OP ein Buch an die Hand zu geben, das Hilfestellung bereitstellt beim Erkennen und korrekten Benutzen der Instrumente und damit dazu beiträgt, diesen anspruchsvollen und interessanten Beruf noch professioneller und zum Wohle unserer Patienten ausüben zu können.

Seit Dezember 2021 ist dieses Buch auch in englischer Sprache erhältlich. Entstanden unter Mithilfe von KI können wir nun auch Kollegen des englischsprachigen Raumes das Buch „101 of surgical instruments" nahebringen.

Danke dafür an den Springer Verlag.

Tating, Deutschland   Margret Liehn
Wallenhorst, Deutschland   Hannelore Schlautmann
Frühjahr 2022

Inhaltsverzeichnis

1 Einleitung.. 1
Margret Liehn und Hannelore Schlautmann
1.1   Geschichte der Instrumentenherstellung 2
1.2   Werkstoffe chirurgischer Instrumente 6
1.3   Normung 8
1.4   Oberflächenbeschaffenheit........................... 8
1.5   Instrumentation 9
1.6   Grundregeln 9

2 Chirurgische Instrumente 11
Margret Liehn

3 Grundinstrumente 13
Margret Liehn
3.1   Allgemeines Instrumentarium 13
    3.1.1   Skalpelle................................. 13
    3.1.2   Pinzetten................................. 15
    3.1.3   Scheren.................................. 19
    3.1.4   Klemmen 22
    3.1.5   Organfasszangen 28
    3.1.6   Haken.................................... 30
    3.1.7   Sperrer/Spreizer/Haltesysteme............... 32
    3.1.8   Nadelhalter............................... 35
    3.1.9   Unterbindungsnadel........................ 37

4 Spezialinstrumente 39
Margret Liehn und Hannelore Schlautmann
4.1   Abdominalchirurgie............................... 40
    4.1.1   Bauch.................................... 40
    4.1.2   Ösophagus 41
    4.1.3   Magen 42
    4.1.4   Darm 43
    4.1.5   Milz 44
    4.1.6   Leber/Galle 44
    4.1.7   Pankreas.................................. 45
    4.1.8   Klammernahtinstrumente (Stapler) 45
4.2   MIC-Instrumente 47
    4.2.1   Trokare................................... 48
    4.2.2   Optik 48

4.3 Knocheninstrumente 53
    4.3.1 Raspatorium................................. 54
    4.3.2 Elevatorium und Knochenhebel................. 55
    4.3.3 Einzinker-Haken 56
    4.3.4 Zahnarzthäkchen/Scharfer Löffel 57
    4.3.5 Meißel und Hammer 57
    4.3.6 Knochenzangen, Repositionszangen 58
    4.3.7 Bohrsysteme................................. 62
4.4 Gynäkologische Instrumente 64
    4.4.1 Spekula..................................... 64
    4.4.2 Dilatatoren 66
    4.4.3 Küretten 67
    4.4.4 Fasszangen.................................. 68
    4.4.5 Schere...................................... 70
    4.4.6 Gynäkologische Spezialinstrumente 70
4.5 Urologische Instrumente 72
    4.5.1 TURP und TURB-Instrumente 72
    4.5.2 Prostata und Blase 74
    4.5.3 Nieren...................................... 74
4.6 Gefäßchirurgische Instrumente 75
    4.6.1 Gefäßklemmen.............................. 76
    4.6.2 Dissektoren 76
    4.6.3 Scheren..................................... 78
    4.6.4 Nerven- und Gefäßhäkchen 78
    4.6.5 Tunnelator 79
4.7 Mikroinstrumente................................... 79
    4.7.1 Beispiele.................................... 80
    4.7.2 Umgang 80

5 Tischaufbau 83
    Margret Liehn

6 Handling.. 87
    Margret Liehn

7 Aufbereitung 89
    Hannelore Schlautmann
7.1 Vorschriften 90
7.2 Grundregeln.. 90
    7.2.1 Nutzung im OP 90
    7.2.2 Entsorgung.................................. 92
7.3 Aufbereitung in der AEMP 92
    7.3.1 Reinigung und Desinfektion 92
    7.3.2 Pflege und Funktionsprüfung................... 94
    7.3.3 Verpackung 95
    7.3.4 Sterilisation 96

Weiterführende Literatur................................. 99

Stichwortverzeichnis..................................... 101

Einleitung

Margret Liehn und Hannelore Schlautmann

Inhaltsverzeichnis

1.1   Geschichte der Instrumentenherstellung 2

1.2   Werkstoffe chirurgischer Instrumente 6

1.3   Normung 8

1.4   Oberflächenbeschaffenheit 8

1.5   Instrumentation 9

1.6   Grundregeln 9

Ein wesentlicher Bestandteil der Arbeit der OP-Pflegekräfte sowie der operationstechnischen Assistenten (OTA) besteht neben der wichtigen Tätigkeit der unsterilen Saalassistenz (in der Regel als „Springer" bezeichnet) darin, die Instrumentanz bei Operationen zu übernehmen.

Dafür kann erwartet werden, dass die pflegerischen Mitarbeiter im Operationsbereich die benötigten Instrumente und deren Verwendungszweck kennen und für jede geplante Operation die chirurgischen Instrumente korrekt vorbereiten können. Durch präzise präoperative Diagnostik werden die Operationen exakt planbar. Dadurch ist die Vorbereitung in der Regel in Standards festlegbar und problemlos nachzulesen.

Mit der Vorbereitung der Containersiebe beginnt die Arbeit des Instrumentanten in Kooperation mit seinem „Springer".

Bevor die weiteren Materialien für eine Operation steril vorbereitet werden, wird die Sterilität der Instrumentencontainer überprüft und festgestellt, ob alle benötigten Instrumente vorhanden sind. Die Dokumentationsetiketten der Container werden für die Patientendokumentation entweder mit einem Scanner eingelesen oder auf einen vorbereiteten Zettel geklebt, der in die Patientenakte gelegt wird.

▶ Alle Materialien, die im und am Patienten benutzt werden, müssen vom OP-Personal vorbereitet, dokumentiert und zum Gebrauch freigegeben werden.

Es kann von den Instrumentierenden erwartet werden, dass die Instrumente beim Namen genannt, sie in korrekter Weise bereitgestellt und dem Operateur so zugereicht werden, dass ein sofortiger Gebrauch möglich ist. Dabei ist es wünschenswert, dass der Instrumentant den Ablauf der Operation so gut kennt, dass er im Voraus weiß, welches Instrument benötigt werden wird. Einsicht in das Operationsfeld – um die anatomischen Strukturen zu erkennen – hilft, Schlüsse auf den Fortgang des Eingriffs zu ziehen. So kann das benötigte Instrumentarium – bestenfalls unaufgefordert – angereicht werden.

Jedes Instrument ist für seinen spezifischen Gebrauch hergestellt worden und es ist anhand bestimmter Kriterien erkennbar, für welche Nutzung es sich anbietet. Die Namen der Instrumente resultieren entweder aus ihrer Funktion, ihrem Erfinder, ihrem Hersteller, aber auch aus ihrer Form, dem Organ oder ihrer Eigenschaft. Da in manchen Kliniken einzelnen Instrumenten zusätzlich Eigennamen gegeben wurden, ist es gerade für neue Mitarbeiter schwierig, die Instrumentanz zu übernehmen. Kann anhand der Ausstattung des Instruments seine Funktion hergeleitet werden, ist jedoch vieles nachvollziehbarer.

Gerade in schwierigen Operationssituationen muss erwartet werden können, dass das richtige Instrument ohne Benennung sofort zum Einsatz kommen kann.

Die Aufbereitungskriterien müssen bekannt sein, auch wenn die Aufbereitung in der Regel in der zentralen Sterilgutversorgungsabteilung (ZSVA), heute zumeist als Aufbereitungseinheit für Medizinprodukte (AEMP) bezeichnet, vorgenommen wird. Aus diesem Wissen resultiert ein verantwortungsvoller Umgang mit den wertvollen Instrumenten. Sie stellen einen erheblichen finanziellen Wert dar, der durch Wahrnehmen der Verantwortung und ständig aktualisierter Kenntnisse in vielen Bereichen lange erhalten bleiben kann.

▶ Nur, was wir verstehen und wissen, können wir problemlos umsetzen. Effizient kann nur der arbeiten, der weiß, was er tut und sich bemüht, in jeder Situation den Überblick zu behalten.

Zumeist werden Instrumente in fachspezifisch bestückten Sieben im Container bereitgestellt und bei Bedarf durch Einzelinstrumente erweitert. Jedes Sieb ist nach dem Hausstandard bestückt und dieser Standard ist verbindlich. Dabei ist zu bedenken, dass die Siebe in den Containern nicht mit zu vielen Instrumenten beladen werden, denn das Gewicht der Container muss von jedem Mitarbeiter problemlos zu bewältigen sein.

Dieses Buch soll Einblicke geben in die Instrumentenherstellung, das Aussehen der einzelnen Instrumente, die Benennung und Benutzung erläutern, Hinweise zur Vorbereitung der Instrumentiertische geben sowie helfen, das Anreichen der Instrumente komplikationslos und stressfrei zu erlernen, um die Operationsassistenz gelingen zu lassen.

Dabei können nur einige wenige Instrumente beispielhaft genannt werden und auch die Namen entsprechen nicht immer denen im Katalog genannten, zumal unterschiedliche Hersteller auch variierende Namen benutzen.

Die fortwährende technische Innovation führt zur Herstellung von multifunktionellen Instrumenten und mechatronischen Systemen, die hier nicht erwähnt werden können.

1.1   Geschichte der Instrumentenherstellung

Hannelore Schlautmann

Die Geschichte der Instrumente geht einher mit der Entwicklung der Chirurgie. Das Wort „Chirurgie" stammt aus dem Griechischen und bedeutet: „mit der Hand machen".

Seit Beginn der Menschheitsgeschichte haben sich heilkundige Männer und Frauen bemüht, ihre Mitmenschen von Krankheiten zu befreien und Verletzungen zu behandeln. Mit all ihren Sinnen – Sehen, Tasten, Schmecken, Riechen und Hören – haben sie versucht, Krankheiten zu erkennen und zu behandeln, und häufig haben sie dabei Instrumente zu Hilfe genommen. Steinzeitliche Knochenfunde zeigen verheilte Frakturen, die wahrscheinlich mit Schienen stabilisiert wurden. Schädeltrepanationen wurden erfolgreich durchgeführt, wie verheilte Bohrränder an Schädelfunden beweisen.

In den Pharaonenreichen stand bereits ein ausgedehntes medizinisches Wissen zur Verfügung, dort waren vor rund 2500 Jahren bereits über 200 verschiedene Instrumente zum Durchführen von Operationen bekannt. Aus der Zeit um 1550 v. Chr. stammen der **Edwin-Smith Papyrus** und das **Papyrus Ebers**. Sie enthalten erste Beschreibungen und Anleitungen zur Wundbehandlung und Wundheilung. Die Schriften des **Archimatheus** aus Salerno aus dem Jahr 1100 v. Chr. zählen zu den frühesten Regelwerken für das ärztliche Verhalten.

Die Amazonen der griechischen Mythologie ließen sich eine Brust amputieren, um ihrem Kriegshandwerk mit Pfeil und Bogen besser nachgehen zu können, also muss es dafür Instrumente und Operationsmethoden gegeben haben. Instrumente wurden aus Stein und Knochen gefertigt. Archäologische Funde belegen, dass bereits um 500 v. Chr. Pflanzenfasern, Tiersehnen und die Beißwerkzeuge großer Ameisen in den verschiedenen Kulturen zum Wundverschluss eingesetzt wurden.

Hippokrates von Kos wurde um 460 v. Chr. auf der griechischen Insel Kos geboren und verstarb um 370 v. Chr. in Larisa. Er gilt als der berühmteste Arzt des Altertums und als Begründer der Medizin als Wissenschaft. Ihm werden 61 Schriften zugeordnet, die jedoch zwischen 400 v. Chr. und 100 n. Chr. verfasst wurden – welche davon von ihm selbst geschrieben wurden, ist unklar. Hippokrates erklärt Krankheiten mit einem Ungleichgewicht der vier Körpersäfte (Blut, Schleim, gelbe und schwarze Galle) und schlägt zur Heilung eine Änderung der Lebensumstände, Diät, Arzneimittel und operative Eingriffe wie Aderlass und Schröpfen vor.

Nach dem Untergang des griechischen Weltreichs und zu Beginn des Aufstiegs des Römischen Reiches gelangte immer mehr medizinisches Wissen mit griechischen Ärzten nach Rom. Griechen wie Heliodorus und Japyx brachten es zu großem Einfluss. Während der zahllosen Feldzüge Roms erwarben die Ärzte große Erkenntnisse, Militärärzte entwickelten sich zu den besten Chirurgen. Bei den römischen Feldherren galt die Devise: „Die besten Chirurgen den besten Legionen". Eine achtbändige Enzyklopädie „De medicina", die von dem römischen Arzt Cornelius Aulus Celsus (um 25 bis 50 n. Chr.) verfasst wurde, lässt einen hohen Wissensstand der Chirurgen erkennen.

Einen Einblick in die Instrumentengeschichte geben uns Ausgrabungen aus Pompeji. Die Stadt wurde bei einem Ausbruch des Vesuv am 24. August des Jahres 79 v. Chr. unter einer sechs Meter hohen Schicht aus Asche, Lava und Geröll begraben. Im Jahr 1771 fand man dort bei Ausgrabungen in einem Haus ein großes Paket mit chirurgischem Instrumentarium. Hier wurde schon mit Instrumenten aus Metall gearbeitet, die den heute gebräuchlichen nicht unähnlich sind. Aus römischer Zeit stammen auch die ersten doppelendigen Instrumente.

Doch nicht nur im Westen entwickelte sich die Medizin – auch im Orient forschten und heilten Ärzte, die Heilkunst entwickelte sich umso besser, je mehr Verletzungen durch Kriege entstanden. Aus frühen arabischen Schriften wissen wir, dass kurze Zeit nach Einführung des Islam das medizinische Wissen bereits auf einem hohen Stand war – es gab Hospitäler, Ärzte und Pflegekräfte, die eine Ausbildung nachweisen mussten und gewissen Standards zu folgen hatten. In Kairo wurden z. B. im Qalawun-Hospital, einem Krankenhaus für fast 8000 Patienten, schon im frühen Mittelalter Kataraktoperationen mit angeschliffenen Metallröhrchen durchgeführt.

Während des Mittelalters beinhaltete die Medizin in Europa die Erfahrungen der alten Naturmediziner und das medizinische Wissen des klassischen Altertums (um 200 n. Chr. trug **Galenus von Pergamon** zu einer Renaissance der Lehren des Hippokrates entscheidend bei). Vor allem war es jedoch der unbedingte Glauben an Heilige, der Krankheiten heilen sollte.

Mit den Kreuzrittern gelangte medizinisches Wissen nach Europa, seine Weitergabe wurde jedoch durch kirchliche Dogmen und Erlasse erschwert. Die kirchliche Lehre widersprach in den Augen ihrer Vertreter dem Forschen und Experimentieren an Menschen. So war auch das Sezieren von Leichen zum Schutz der menschlichen Seele verboten und gezieltes Lernen um die Zusammenhänge im menschlichen Körper wurde dadurch erschwert. Es entstand die scholastische

Medizin (theoretische Schulbuchmedizin) mit ihren theoretisch hoch gebildeten, jedoch praktisch nur bedingt einsatzfähigen und erfolgreichen Ärzten, die aber gesellschaftlich hohes Ansehen genossen.

Weit unter ihnen in der gesellschaftlichen Hierarchie standen Wundärzte und Bader, die sich praktisches Wissen während der häufigen Kriege aneigneten, sowie Barbiere und Schmiede, die das einfache Volk mit chirurgischen Eingriffen wie Zahnextraktionen und Abszessspaltungen versorgten. Am wenigsten angesehen waren die Henker, die jedoch aufgrund ihrer Tätigkeit häufig über ausgezeichnete anatomische Kenntnisse verfügten.

Im Laufe der Zeit lockerte sich jedoch der Widerstand der Kirche, es wurde geforscht und entdeckt – Beweise dafür sind unter vielen anderen die anatomischen Zeichnungen **Leonardo da Vincis** (1452–1519) und zahlreiche chirurgische Lehrbücher, die im 16. und 17. Jahrhundert geschrieben wurden.

Instrumente für die Anwendung durch Ärzte wurden von Waffen- und Messerschmieden hergestellt. Während in der Frühgeschichte der Chirurgie natürliche Materialien wie Knochen und Steine benutzt wurden, kam später Bronze in Form von Guss- und Schmiedebronze hinzu. Je weiter sich die Metallveredelung entwickelte, umso mehr änderte sich die Zusammensetzung der Instrumente. Auf Instrumente aus Messing und Kupfer folgten geschmiedete aus Eisenwerkstoffen, die durch metallurgische Verarbeitung vor Korrosion geschützt wurden – eine wichtige Anforderung bei der Einführung der Asepsis. Durch eine weitere Anforderung, nämlich Instrumente herzustellen, die leicht zu reinigen waren, musste von aufwendigen Verzierungen aus Elfenbein, Edelsteinen und Edelmetallen, wie sie vorher üblich waren, Abstand genommen werden.

Im 19. Jahrhundert entdeckte **Ignaz Philipp Semmelweis** (1818–1865) als erster die Ursache für das Kindbettfieber. In seiner Klinik gingen die Medizinstudenten nach den Sektionsstunden in der Pathologie direkt in die Geburtshilfestation. Dort untersuchten sie die Wöchnerinnen ohne eine vorhergehende Händewaschung.

Semmelweis vermutete hierin einen Zusammenhang mit der hohen Sterblichkeit der Frauen. Er glaubte, dass „Leichenteilchen" so in den Organismus der Frauen gelangten und dort eine Infektion hervorriefen. Er führte daraufhin für die Ärzte und Studenten gründliches Händewaschen und das Desinfizieren der Hände mit Chlor ein, bevor sie die Wöchnerinnenstation betreten durften. Durch diese einfache Maßnahme konnte er die Sterblichkeit der gebärenden Frauen erheblich senken.

Joseph Lister (1827–1912) stellte fest, dass in der Luft enthaltene Keime Wundeiterungen verursachten, und führte die Desinfektion des gesamten Operationsgebiets, der Instrumente sowie der Verbände mit Karbol ein, um das Keimwachstum zu vermindern. Er gilt als Begründer der Antiseptik.

Nach diesen bahnbrechenden Entdeckungen auf dem Gebiet der Hygiene und nachdem mit Äther, Chloroform und Lachgas (1842–1844) Schmerzen während der Operationen erfolgreich bekämpft werden konnten, setzte eine rasante Entwicklung auf dem Gebiet der operativen Techniken und gleichzeitig der Instrumentenherstellung ein.

Die medizinische Entwicklung im 19. Jahrhundert wurde von vielen Ärzten geprägt

- Theodor Billroth (1829–1894)
- Robert Koch (1843–1910)
- Bernhard R. K. v. Langenbeck (1810–1887)
- Robert Liston (1794–1847)
- Cesar Roux (1857–1918)
- Curt Schimmelbusch (1860–1895)
- Ignaz Philipp Semmelweis (1818–1865)
- Joseph Lister (1827–1912)
- Rudolf Virchow (1821–1902)

Sie haben wichtige Instrumente wie Haken (Langenbeck, Roux), Klemmen (Billroth) und Scheren (Liston) entwickelt, mitgestaltet und ihnen ihre Namen gegeben. Noch heute gehören diese Instrumente zum Grundinstrumentarium.

Im 20. Jahrhundert hat sich durch die Weiterentwicklung der Technik auch die Chirurgie verändert. Viele technisch anspruchsvolle Geräte erleichterten und präzisierten Tätigkeiten.

Die Entwicklung von Robotern, die vom Chirurgen bedient werden, verändern die Operationen und die Aufgaben des OP-Teams. Trotzdem werden Operationen immer „von Hand" durchgeführt – Roboter müssen gesteuert werden, Darmanastomosen von Hand genäht oder mittels eines Klammernahtgerätes maschinell durchgeführt werden. Ohne vorbereitende Handgriffe des Chirurgen ist dies jedoch nicht möglich. In der Unfallchirurgie werden nach wie vor Sägen, Hämmer und Meißel eingesetzt, die den antiken Vorbildern durchaus ähnlich sehen.

Chirurgie und Handwerk, Handwerkszeug und Instrumentarium werden in ihrer Entwicklung immer miteinander in Verbindung gebracht und können nur gemeinsam betrachtet werden. Wie jeder gute Handwerker braucht ein Chirurg handwerkliche Geschicklichkeit, technisches Verständnis und Kreativität.

Jeder Handwerker hat, um in seinem Beruf erfolgreich arbeiten zu können, individuelles Werkzeug, in das er viel Geld investiert und das er pfleglich behandelt. Dies gilt in besonderem Maße im medizinischen Bereich. Dort gehören die Auswahl, der Gebrauch, die Pflege und genaue Kenntnisse des Instrumentariums zum Alltag aller Ärzte und Pflegekräfte im Funktionsbereich der Kliniken und in Arztpraxen.

Mit der industriellen Instrumentenherstellung erschienen neue Berufsbilder – aus den Berufen Messerschmied und Feinmechaniker entstand 1939 das des Chirurgiemechanikers. Er stellt medizinisch-chirurgische und kosmetische Instrumente, Implantate und medizinische Geräte her und wartet sie. Chirurgiemechaniker arbeiten in Handwerksbetrieben der Medizintechnik, aber auch in Industriebetrieben, in denen medizinische Instrumente hergestellt werden (Abb. 1.1).

Der direkte Kontakt zwischen Operateur und Instrumentenhersteller ist immer noch wichtig, denn die Anforderungen an chirurgisches Instrumentarium werden auch heute weitestgehend von den Anwendern definiert. So entstehen Ideen aus der Praxis für die Praxis. Durch Sichtung und

Abb. 1.1 Statue Chirurgiemechaniker. (Fa. Aesculap AG, Künstler: Roland Martin, mit freundlicher Genehmigung)

Optimierung der Instrumentencontainer kann in Kooperation mit dem Hersteller ein für den individuellen Gebrauch passendes Instrument definiert und hergestellt werden.

Heute ermöglichen immer bessere Instrumente und Geräte immer größere und komplexere Operationen.

Neue Technologien eröffnen neue Methoden – bei einigen Eingriffen kann schon auf die schneidenden Komponenten verzichtet werden. Durch moderne, bildgebende Verfahren werden viele Eingriffe, z. B. in der Gefäßchirurgie das Aortenaneurysma, nicht mehr nur operativ mit einer Gefäßprothese versorgt, sondern durch den Radiologen mit einem Stent behandelt. Dafür werden keine chirurgischen Instrumente benötigt. Für den Patienten ist dies eine wesentlich schonendere Methode, die den Heilungsprozess positiv beeinflusst.

Wegbereiter für moderne chirurgische Instrumente sind u. a.

- Erich Lexer (1867–1937)
- Harvey Cushing (1869–1934)
- Ferdinand Sauerbruch (1875–1951)
- Michael deBakey (1908–2008)
- Denton A. Cooley (1920–)

Der Wundverschluss

Historisch gesehen ist das Nähen einer Wunde eine sehr alte Behandlungsmethode und war immer ein Anliegen der Ärzte. Schon 500 v. Chr. wurden mit Pflanzenfasern, Leinenfäden oder Tiersehnen Wunden verschlossen. Im Altertum und im Mittelalter verwendeten die Menschen Darmsaiten für Musikinstrumente und als Bogensehnen aber auch zum Verschluss offener Wunden. Im 16. Jahrhundert wird Katgut, ein Faden aus Därmen von Schafen, verwendet. Wichtige Fortschritte werden bei der Weiterentwicklung der Fäden und der Nadeln gemacht. 1908 werden die ersten industriellen Nahtmaterialfertigungen in der Firma B. Braun durchgeführt.

Aber erst in den 1970er-Jahren entsteht das erste geflochtene (mehrere Filamente), vollresorbierbare, synthetische Nahtmaterial und in den Jahren 1981 bis 1984 wird auch ein monofiles (Einfilament) synthetisches resorbierbares Nahtmaterial entwickelt. Heute werden fast ausschließlich moderne Kunststoffe eingesetzt.

Für den Hautverschluss werden synthetische Klebstoffe hergestellt, die das Gewebe verkleben und ein Durchstechen der Cutis mit Nadeln nicht mehr erfordern. Immer wichtiger wird dies in der plastischen, rekonstruktiven Chirurgie, in der Mammachirurgie und in der Gesichtschirurgie. Klebstoffe sparen Operationszeit, Nahtmaterial (Fremdkörper) und weisen ein gutes kosmetisches Ergebnis auf.

Durch die unterschiedlichsten, vielfältigen Operationen und OP-Techniken, wurde auch das Nahtmaterial allen Ansprüchen und Forderungen der unterschiedlichen Fachdisziplinen angepasst. Jegliche nur denkbare Nadel – Faden – Kombinationen wurden im Laufe der letzten Jahrzehnte

hergestellt – manchmal auch nur auf den Wunsch eines einzelnen Chirurgen. Dadurch verfügt z. B. Firma B.Braun über ein Portfolio im Bereich Nahtmaterial von über 4500 Artikelnummern unterschiedlichster Nadel-Faden- Kombinationen.

1.2 Werkstoffe chirurgischer Instrumente

Hannelore Schlautmann

Auf dem Weltmarkt besteht ein sehr großes Angebot an nichtrostenden Stahlsorten aus den unterschiedlichsten Legierungen. Allerdings entsprechen nur die wenigsten den hohen Ansprüchen zur Herstellung medizinischer und im Speziellen zur Herstellung chirurgischer Instrumente. Denn diese unterliegen im Einsatz höchsten Belastungen und müssen ihre Aufgaben fehlerfrei erfüllen. Um das zu gewährleisten, gelten bei der Produktion der chirurgischen Instrumente hohe Qualitätsmaßstäbe.

So wird z. B. erwartet, dass bei Pinzetten und Klemmen die Elastizität lange erhalten bleibt, Meißel und Skalpelle sollten langfristig schnittfähig sein und nicht brechen. Während des Einsatzes sind die Instrumente den unterschiedlichsten chemischen (Körperflüssigkeiten, Reinigungs- und Desinfektionsmittel), physikalischen (Druck, Hebelkräfte) und thermischen (Desinfektion, Dampfsterilisation 134 °C, Hochfrequenzchirurgie ca. 1000 °C) Einflüssen ausgesetzt. Die Herausforderungen, die sich dadurch für die Hersteller bei der Suche und Entwicklung nach entsprechenden Werkstoffen und Herstellungsverfahren ergeben, sind enorm.

Chirurgische Instrumente werden aus einer Vielzahl von Metallen, Metalllegierungen, Kunststoffen und keramischen Materialien hergestellt. All diese Werkstoffe sind nach dem neuesten Stand der Technik und Forschung auf ihren jeweiligen Verwendungszweck abgestimmt, sind nach DIN, ISO und EN zertifiziert (Abschn. 1.3). Kunststoffe und Hartgewebe finden z. B. als Hammergriffe, an Ohrtrichtern, Endoskopen, als Isolierung an Instrumenten, als Kleber und Dichtungsmaterial Verwendung. Keramische Materialien finden wir unter anderem in Implantaten der Unfallchirurgie und Orthopädie, Glas in Optiken. Den Hauptanteil an Werkstoffen nehmen jedoch die verschiedenen Metalle ein.

Alle unterliegen internationalen Normen und sind entsprechend ihrer Verwendung speziell verarbeitet und legiert, d. h. sie enthalten Metalle, Kohlenstoff oder andere chemische Stoffe in unterschiedlichen Anteilen. Diese Zusätze beeinflussen u. a. ihre Festigkeit, Elastizität, Rostbeständigkeit, elektrische Leitfähigkeit und natürlich – ihren Preis.

Die am häufigsten verwendeten Stähle für Instrumente und Implantate sind Chrom, Nickel, Vanadium und Molybdän, die für die Rost- und Korrosionsbeständigkeit zuständig sind, Titan aber auch Kupfer wird verarbeitet. Kupfer wird in Maulteilen mancher Nadelhalter, aber auch als Zusatz in Stahlverbindungen benutzt. Titan wird wegen seiner besonderen Härte, aber auch weil es kaum Allergien hervorruft, zunehmend in unterschiedlichen Legierungen eingesetzt. Verarbeitet sieht Titan matt hell-metallisch glänzend aus. Instrumentarium und Implantate aus Titan sind leicht aber trotzdem fest, korrosionsbeständig, dehnbar und nur gering magnetisch. Aufgrund der komplizierten Herstellung sind Titanteile jedoch etwa 10-mal teurer als vergleichbare Stahlteile.

Titan wurde 1791 entdeckt, seine industrielle Herstellung ist jedoch erst seit 1940 in großem Umfang möglich. Titanlegierungen werden häufig nach dem US-Standard ASTM (American Society For Testing and Materials) vergleichbar der deutschen DIN-Norm charakterisiert.

Titan
- Reines Titan hat die Werkstoffnummer 3,7034.
- Bei den Werkstoffen 3,7164 und 3,7165 handelt es sich um Titanlegierungen, deren Hauptlegierungselemente Aluminium und Vanadium sind.
- Die häufigste Titanlegierung am Markt ist Ti6Al4V.

Titan begegnet uns als Implantat u. a. in der Zahnmedizin (preiswerter als Gold, leichter als Stahl), der Orthopädie (als Gelenkersatz und Osteosynthesematerial), der Neurochirurgie (günstigere magnetische Eigenschaften als Stahl) und als mikrochirurgisches Instrumentarium (verliert auch im Autoklaven nicht seine zarten Spitzen). Eine Titanbeschichtung wird ebenfalls bei Instrumenten in der plastischen Chirurgie und in der Herzchirurgie angewendet. Die Instrumente werden nach dem Schleifen mit Titan beschichtet, um die besondere Schärfe länger zu erhalten.

Neben der Klassifizierung nach Werkstoffnummern erhält jeder Stahl noch einen Kurznamen, der sich daran orientiert, wofür der Stahl benutzt werden soll. Außerdem ist es üblich, Stähle nach ihren chemischen Zusammensetzungen zu klassifizieren.

Chemische Kurzzeichen für Werkstoffkurznamen
- Cr – Chrom
- Mn – Mangan
- Mo – Molybdän
- Ni – Nickel
- N – Stickstoff
- S – Schwefel
- V – Vanadium
- Ti – Titan

Ein Beispiel zum Verständnis:
Der Stahl mit der Werkstoffnummer 1,4301 und dem Kurznamen X5CrNi1810 ist der bekannte V2A-Stahl:

- Das X steht für einen hochlegierten Stahl (Edelstahl),
- die Zahl 5 für den Kohlenstoffanteil, hier 5 %,
- die Buchstaben Cr und Ni für die chemischen Elemente Chrom und Nickel,
- die Zahlenkombination 1810 für die dem Roheisen zugefügte Menge von 18 % Chrom und 10 % Nickel.

Die Begriffe **austenitischer**, **ferritischer** und **martensitischer** Stahl geben Hinweise auf die

Spannung und Dehnung der entsprechenden Stahlarten – so werden martensitische Stähle z. B. wegen ihres festharten Charakters beim Herstellen u. a. von Scheren, Messern und Schneidezangen verwendet, austenitische Stähle hingegen werden speziell wärmebehandelt, was ihnen z. B. Widerstandsfähigkeit gegen Laugen und Säuren verleiht. Austenitischer Stahl wird zur Herstellung von Behältern, Schalen, Wundhaken und Ähnlichem verwendet.

Manche Instrumente haben eine besondere Hartmetalleinlage aus einer Chrom-Wolfram-Legierung, die durch ihre Härte die Lebensdauer und Funktionsfähigkeit erhöht. Diese Instrumente sind durch einen goldenen Griff gekennzeichnet (Abschn. 1.4).

Implantatstähle werden für stählerne Implantate (z. B. Endoprothesen, Platten, Schrauben), aber auch für die Instrumente genutzt, mit denen die Implantation vorbereitet wird, wie etwa Bohrer oder Fräsen. Auch hier kommen besonders reine austenitische Stähle zur Anwendung, da Implantate besondere Anforderungen erfüllen müssen. Sie müssen dynamisch hohen Belastungen standhalten, dürfen nicht magnetisierbar sein und allen Gewebeflüssigkeiten keine Angriffsfläche bieten.

1.3   Normung

Hannelore Schlautmann

Die Normung ist die Grundlage für eine Standardisierung und Qualitätssicherung. Sie ist keine Erfindung der Neuzeit – bereits im alten Ägypten waren die Ziegelsteine genormt, die Römer hatten Standardmaße für ihre Wasserrohre und im 15. Jahrhundert wurden in der Republik Venedig genormte Einzelteile im Schiffbau verwendet.

Um zu gewährleisten, dass die verschiedenen hochwertigen Stahlsorten, die in der Industrie benutzt werden, vergleichbare Qualitäten aufweisen, unterliegen sie einer Grundnorm, der DIN 17442. Chirurgische Instrumente werden in einem Normenausschuss „Feinmechanik und Optik" (NAFuO) NA 027 bearbeitet.

Das Deutsche Institut für Normung e. V. gewährleistet mit seinen Prüfverfahren die Vergleichbarkeit der unterschiedlichen weltweiten Standards, d. h., die DIN-Norm 17442 für Instrumentenstahl in der Bundesrepublik Deutschland ist die gleiche Norm wie in Singapur, vorausgesetzt ein Hersteller hat sich dem deutschen Normungsverfahren unterzogen. Die DIN-Norm 17443 gilt für nichtrostenden Stahl für chirurgische Implantate, der anderen Prüfungen unterzogen wird als der für allgemeine Instrumente.

Auf europäischer und internationaler Ebene gibt es weitere Organisationen, die sich die Standardisierung und somit die Vergleichbarkeit von Rohstoffen, Herstellungsverfahren, Fertigprodukten und Anwendungen zur Aufgabe gemacht haben – auf europäischer Ebene ist dies die EN (europäische Norm) und auf internationaler Ebene sprechen wir von ISO (International Standards Organisation).

Bei der Anschaffung neuer Güter geben die DIN- oder ISO-Nummern klare Hinweise u. a. auf Werkstoffe, Ausführung und Prüfanforderungen. Sie erleichtern so z. B. den technischen Vergleich auf internationalem Niveau. Jede Norm muss alle 5 Jahre überprüft werden. Je nach Ergebnis wird die Norm bestätigt, überarbeitet oder zurückgezogen.

1.4   Oberflächenbeschaffenheit

Hannelore Schlautmann

Damit die Instrumente den Operateur während der Operation durch das helle OP-Licht nicht blenden, sind die Oberflächen der Instrumente geschwärzt oder mattiert. Nach der Herstellung eines Instruments erhalten diese entweder durch Sandstrahlung oder Mattbürstung diese Mattierung. Die polierte Oberfläche des Instruments wird beim Sandstrahlen durch den Beschuss mit winzig kleinen Glasperlen eingedellt und dadurch matt.

An vergoldeten Ringen am Arbeitsende eines Instruments ist erkennbar, dass dieses Instrument über eine Hartmetalleinlage (Abschn. 1.2) im Instrumentenmaul verfügt. Diese Auflage besteht aus reinem Gold. Dadurch wird verhindert, dass es z. B. durch chemische Reaktionen während der Aufbereitung zu Korrosionen kommen kann.

1.5 Instrumentation

Margret Liehn

Die Instrumentation eines operativen Eingriffs setzt vieles an Kenntnissen voraus. Dem Instrumentanten ist die Anatomie geläufig, wie auch der geplante Ablauf der Operation. Aus der anatomischen Lage, dem Organaufbau und der geplanten Operation ist vielfach zu erschließen, welche Instrumente im Besonderen benötigt werden, wie diese geformt sein sollten und welche spezielle Riefelung erforderlich ist.

Um Instrumente schnell, zielgerichtet und vorausschauend anreichen zu können, muss der Situs einsehbar und das Instrumentarium auf dem Instrumententisch übersichtlich aufgebaut und erreichbar sein.

Im Vorfeld muss geübt werden, mit beiden Händen gleichberechtigt zu arbeiten, denn mit der einen Hand wird ein Instrument angereicht, mit der anderen Hand das vorher verwendete abgenommen.

Die meisten Menschen haben eine bevorzugte Hand und die andere, zumeist die linke, muss viele Dinge erst lernen. Folgende Übungen können helfen, die zweite Hand zu trainieren (die Angaben gelten für Rechtshänder):

- Zähneputzen mit der linken Hand,
- Führen des Messers beim Essen mit der linken Hand,
- die Suppe ebenfalls mit dem Löffel in der linken Hand essen,
- Benutzung einer Schere mit der linken Hand, auch Rechtshänderscheren können mit links benutzt werden (!),
- das Haar mit der linken Hand bürsten.

Es gäbe noch viele Beispiele, die helfen könnten, die zweite Hand so zu trainieren, um während der Instrumentanz Handreichungen mit der linken Hand zu erleichtern. Wichtig ist, dass nicht erst während der Instrumentanz geübt wird, die zweite Hand effektiv einzusetzen.

1.6 Grundregeln

Margret Liehn

Jeder Mitarbeiter muss Kenntnisse der Inhalte der Instrumentencontainer haben, ggf. hilft eine Hospitation in der ZSVA/AEMP in der Einarbeitungszeit. Auf jeden Fall gibt es Listen, aus denen ersichtlich ist, welche Instrumente in welcher Anzahl in den Containersieben vorgehalten werden.

Instrumente sind für die geplante Operation standardisiert vorzubereiten (Kap. 5). Der Aufbau des Instrumententischs wie auch der Beistelltische ist für jeden Mitarbeiter verbindlich über Standards geregelt, das erleichtert eine Ablösung intraoperativ, die jederzeit möglich sein kann und muss.

Grundsiebe enthalten das immer benötigte Instrumentarium, deshalb variiert der Inhalt in den spezifischen chirurgischen Disziplinen. Hinzu kommen Spezialsiebe, ggf. einzeln verpackte Zusatzinstrumente und Einwegmaterialien.

Alle Instrumente, die standardisiert für die geplante Operation benötigt werden, liegen auf dem Instrumentiertisch bereit, alles was evtl. benötigt wird, liegt auf dem Zusatztisch. Dabei werden die Siebe auf einem oder mehreren Zusatztischen bereitgelegt und nur das entnommen, was benötigt wird. Ändert sich die Planung intraoperativ, muss der Instrumentant während des laufenden Eingriffs Instrumente bereitlegen und ggf. neue Instrumentencontainer anfordern.

In den OP-Abteilungen wird es unterschiedlich gehandhabt, ob der Instrumentant mit seinen benutzten Handschuhen während des Eingriffs in das saubere Sieb greifen darf, um zusätzlich benötigte Instrumente bereitzulegen oder ob dafür eine Kornzange bereitgelegt werden muss. Da alle für die Operation bereitgelegten Instrumente in der ZSVA/AEMP gleich aufbereitet werden müssen (Kap. 7), ist beides möglich.

Die Funktionen wie auch die Bezeichnungen der Instrumente sind bekannt, denn jeder des Operationsteams muss die gleiche Sprache sprechen, damit es nicht zu vermeidbaren Verzögerungen oder gar Fehlern kommt. Viele Instrumente sehen sich äußerlich täuschend ähnlich und haben doch unterschiedliche Namen und Aufgaben. Durch die Kenntnisse der Form und der Profile im Arbeitsteil erschließt sich vielfach die Aufgabe, trotzdem kann es geschehen, dass ein Operateur das gleiche Instrument anders verwendet als ein anderer Chirurg. Sofern das mit dem Verwendungszweck des Instruments einhergeht, ist das kein Problem. Hinzu kommen die Vorlieben der einzelnen Operateure für bestimmtes, bekanntes Werkzeug, dem Rechnung getragen werden sollte.

Das Anreichen des benötigten Instruments erfolgt im besten Fall ohne Aufforderung durch den Operateur, aber immer zeitnah und so, dass der Chirurg sofort in die Ringe oder an die Griffe des Instruments fassen kann, ohne umgreifen zu müssen. Dazu muss das Instrument beobachtet werden, bis es in der Hand des Operateurs angekommen ist. Wenn dieser sofort damit arbeiten kann, ohne das Instrument zu drehen, war die Instrumentanz korrekt.

Das erfordert einige Übung, denn zumeist steht der Operateur dem Instrumentanten gegenüber und sich klarzumachen, wie das Instrument dann angereicht werden muss, um sofort einsetzbar zu sein, ist anfangs schwierig.

Chirurgische Instrumente

Margret Liehn

Chirurgische Instrumente werden zu einem bestimmten Zweck hergestellt, dieser wird aus der Bauweise, dem Schliff oder der Profilierung im Arbeitsteil des Instruments ersichtlich. Instrumente sind mattiert metallisch, schwarz und/oder sie haben als Kennzeichnung einen goldenen Griff, der darauf hinweist, dass vorn im Arbeitsteil eine Hartmetalleinlage eingefügt wurde (Kap. 1). Diese Instrumente brauchen nicht so häufig nachgeschliffen zu werden und die Hersteller geben eine längere Garantie auf solche Instrumente.

Wir unterscheiden schneidende, greifende, klemmende und retrahierende (weghaltende) Instrumente. Manche ähneln sich äußerlich sehr, aber durch die differierende Riefelung vorn im Arbeitsteil wird die Funktion deutlich.

Die Benennung der Instrumente hat unterschiedliche Ursachen. Manchmal richtet sie sich nach dem Erfinder, z. B. **Kocher-Klemme** oder nach ihrem Verwendungszweck wie **Präparierschere**. Gilt der Hersteller als Namensgeber kommt evtl. noch ein Name des Chirurgen hinzu, der das Instrument nach seinen Vorstellungen modifizierte, z. B. **Bauchdeckenhaken nach Fritsch**.

Um im Folgenden eine einheitliche Terminologie zu erhalten, müssen die einzelnen Anteile des Instruments korrekt benannt werden können. Das erleichtert auch die Beschreibung eines Fehlers zur Reparaturanforderung oder Erklärungen zum Anreichen beim Anlernen neuer Mitarbeiter.

Dem Instrumentierenden obliegt neben der Instrumentanz ebenfalls, dafür zu sorgen, dass der Verwendungszweck des Instruments eingehalten wird, um der Werterhaltung zu genügen.

Konstruktion und Verwendungszweck
Ein Instrument wird so konstruiert, dass es für den Anwender wie auch für die Anwendung optimal gestaltet ist. Gleichgültig, wie groß die Hand ist, die das Instrument führt, es muss gut in der Hand liegen, ein optimales Gewicht haben und sich leicht führen lassen. Dem Zweck entsprechend kann es schneiden, halten, klemmen, arretiert werden oder mit Druck geschlossen gehalten werden.

Neben der Aufgabe des Instruments muss eine problemlose Aufbereitung möglich sein (Kap. 7). Je nach Verwendungszweck müssen Instrumente geschlossen werden können und bei Bedarf in der geschlossenen Stellung fixiert werden können (Arretierung). Entweder wird der Verschluss durch den Operateur nur mittels der Hand vorgenommen, z. B. bei Mikroinstrumenten und bei manchen Nadelhaltern oder es gibt eine Rastermöglichkeit, mit der die Arbeitsteile ohne Anstrengung geschlossen gehalten werden. Hier muss dem Instrumentanten bekannt sein, welches Instrument mit wie vielen Rastern geschlossen werden darf. (Zur Aufbereitung in der ZSVA/AEMP muss das Instrument geöffnet sein, zur Sterilisation dürfen keinesfalls alle Raster geschlossen sein; Kap. 7).

© Springer-Verlag GmbH Deutschland, ein Teil von Springer Nature 2022
M. Liehn, H. Schlautmann, *1x1 der chirurgischen Instrumente*,
https://doi.org/10.1007/978-3-662-65028-8_2

Ein Instrument besteht aus einem, zwei oder mehreren Teilen. Zweiteilige Instrumente sind im sog. **Schlussteil** miteinander verbunden, entweder durch Federn oder durch Schrauben.

Wir unterscheiden folgende Anteile eines Instruments:

- Die **Ringe**, die die Finger des Chirurgen aufnehmen. Sie können gleich groß oder unterschiedlich groß sein, um einen oder mehrere Finger aufnehmen zu können.
- Die **Branchen**, der Teil des Instruments zwischen Ring und Schlussteil.
- Im **Schlussteil** werden die beiden Anteile eines Instrumentes miteinander verbunden.
- Die **Griffflächen**, an denen ein Instrument gegriffen wird. Dieser Teil des Instruments wird angeraut oder geriefelt, um den Fingern des Operateurs einen guten Halt zu bieten.
- Die **Sperre** oder **Arretierung** ist die Vorrichtung, die es ermöglicht, ein Instrument zu schließen und den Schluss zu belassen. Diese Sperre hat häufig unterschiedlich viele Raster, deren Schluss entsprechend bei den Instrumenten besprochen wird.
- Das **Arbeitsteil** oder auch **Maul** genannt, das das entsprechende Gewebe oder Material fasst und hält, bzw schneidet.

Manche Instrumente werden mit federnden Arbeitsteilen versehen, die ein selbsttätiges Wiederöffnen ermöglichen. Das erleichtert dem Operateur, zu erfühlen, mit wie viel Druck das Instrument benutzt werden muss.

Grundinstrumente

3

Margret Liehn

Inhaltsverzeichnis

3.1   **Allgemeines Instrumentarium** 13
3.1.1   Skalpelle 13
3.1.2   Pinzetten 15
3.1.3   Scheren 19
3.1.4   Klemmen 22
3.1.5   Organfasszangen 28
3.1.6   Haken 30
3.1.7   Sperrer/Spreizer/Haltesysteme 32
3.1.8   Nadelhalter 35
3.1.9   Unterbindungsnadel 37

Zum Grundinstrumentarium werden die Instrumente gezählt, die für jede Operation benötigt werden. Dazu gehören immer Skalpell, Scheren und Pinzetten – anatomisch wie chirurgisch –, kurze Haken – stumpf und scharf – sowie Klemmen und Nadelhalter. Im Folgenden werden Aufbau, Aufgabe und Instrumentation der Grundinstrumente besprochen.

3.1 Allgemeines Instrumentarium

In jeder chirurgischen Disziplin variieren die Grundinstrumente in Größe und Anzahl. Grundinstrumente werden immer vorbereitet und je nach geplanter Operation kommen die Spezialinstrumente hinzu. Hier gilt grundsätzlich der Abteilungsstandard, deshalb kann im Folgenden kein Anspruch auf Vollständigkeit erhoben werden.

3.1.1 Skalpelle

Um die Haut zu eröffnen, wird ein Skalpell benötigt. Es besteht aus einem Griff und einer Klinge. Dabei ist es unwichtig, ob das Skalpell ein Einweginstrument ist mit einem Griff aus Kunststoff oder ein Mehrweggriff, in den die Klinge eingespannt wird. Die Benennung richtet sich nach der Schicht, die durchtrennt werden soll, z. B. Hautmesser (Abb. 3.1a), oder nach der Form der Klinge, z. B. Stichskalpell. Die unterschiedlichen Größen sind mit Nummern kodiert.

Das Wichtigste an einem Skalpell ist die Schärfe der Klinge. Die Durchtrennung der Cutis nutzt eine scharf geschliffene Klinge soweit ab,

© Springer-Verlag GmbH Deutschland, ein Teil von Springer Nature 2022
M. Liehn, H. Schlautmann, *1x1 der chirurgischen Instrumente*,
https://doi.org/10.1007/978-3-662-65028-8_3

Abb. 3.1 (**a**) **Skalpell Haut.** (Fa. Aesculap AG, mit freundlicher Genehmigung). (**b**) **Skalpell für tiefere Gewebeschichten.** (Fa. Aesculap AG, mit freundlicher Genehmigung). (**c**) **Stichskalpell.** (Fa. Aesculap AG, mit freundlicher Genehmigung). (**d**) **Instrumentation eines Amputationsmessers** (Foto: M.Liehn). (**e**) **Bajonettskalpellgriff für eine Einmalklinge.** (Fa. Aesculap AG, mit freundlicher Genehmigung)

dass andere Gewebeschichten mit dieser Klinge nicht mehr scharf durchtrennt werden können. Durch die große, bauchige Form des Hautmessers lässt das Skalpell sich gut führen und durchtrennt schnell und gleichmäßig. Um tiefer liegende Gewebeschichten zu durchtrennen, muss die Klinge kleiner sein, um das Areal, das durchtrennt werden soll, überblicken zu können (Abb. 3.1b).

Eine weitere Möglichkeit bietet das Stichskalpell, das dreieckig spitz zuläuft. Damit können Inzisionen gesetzt werden für Drainagen oder als Zugang für eine Schere, für Kanülen, Trokare oder Ähnliches (Abb. 3.1c).

In diesem Zusammenhang ist noch das Amputationsmesser zu nennen, das ein Mehrweginstrument ist und zur Durchtrennung der Weichteile bei einer Amputation genutzt wird. Dieses Messer (benannt nach **Virchow**, **Langenbeck** oder **Liston**) muss immer scharf geschliffen sein und

wird genau so angereicht wie ein Skalpell, wobei die Größe des Instruments das Abnehmen nach der Benutzung manchmal erschwert (Abb. 3.1d).

In der HNO- oder Mund-Kiefer-Gesichtschirurgie (MKG) wie auch in der Mikrochirurgie können die Griffe für die Skalpellklinge bajonettförmig oder kniegebogen sein, um einen Schnitt auf engstem Raum zu setzen und die Sicht nicht durch die Hand des Operateurs zu behindern (Abb. 3.1e). Hier gibt es auch wiederverwendbare Messer, z. B. für die Parazentese, für die Tonsillen oder das Septum.

Instrumentation

Die Einwegklingen sind in der Regel in einer einzigen Aluminiumfolie verpackt. Um die Sterilität zu gewährleisten, muss der Instrumentant die Klinge mit einer anatomischen Klemme annehmen und dann abwarten, bis der „Springer" im

Gegenlicht geprüft hat, ob die Verpackung ohne Beschädigungen war, erst nach dem „OK" des „Springers" wird die Klinge eingespannt.

Das Anreichen eines Skalpells (Abb. 3.2a) an den Operateur ist unter zwei Aspekten zu sehen. Einmal soll der Operateur das Instrument gereicht bekommen und sofort arbeiten können. Zum anderen ist es hier sehr wichtig, das Instrument so anzureichen, dass keine Verletzungsgefahr für den Instrumentanten besteht. Dazu wird das Skalpell von oben gegriffen, sodass die Klinge nach unten zum Patienten zeigt. Der Operateur hat zwei Möglichkeiten, das Instrument zu führen, entweder er fasst das Messer von oben und schneidet dann, oder er greift das Skalpell wie einen Stift und schneidet so als wolle er schreiben (Abb. 3.2b, c).

Zu beachten ist dabei, dass die Klinge niemals Kontakt mit der Hand des Instrumentanten hat, wenn das Messer angereicht oder nach Gebrauch abgenommen wird.

Der Operateur gibt nach Gebrauch das Messer zurück und der Instrumentierende greift wieder von oben zu, ohne mit der scharfen Seite der Klinge in Kontakt zu kommen. Zu beachten ist hier, ob der Operateur das Skalpell zum Schutz des Instrumentanten umdreht und es mit dem Griff zuerst abgibt. Dann muss ebenfalls sorgsam darauf geachtet werden, niemanden beim Abnehmen mit der Klinge zu streifen.

Ein weiteres Problem bildet die Entfernung der Einwegklingen aus dem Messergriff, was eine erhöhte Verletzungsgefahr in sich birgt. Die Klingen dürfen nur mit einer groben anatomischen Klemme gefasst werden, um aus dem Griff entfernt zu werden, denn durch Blut und Sekret klebt die Klinge in der Verankerung und ist nur durch Aufwendung von Geschick und Kraft zu entfernen. Nur mit den Fingern wäre die Verletzungsgefahr zu groß und damit ist die Durchführung ohne Klemme obsolet.

3.1.2 Pinzetten

Pinzetten gehören ebenso zum Grundinstrumentarium wie auch zum Spezialinstrumentarium. Sie fassen das Gewebe, das geschnitten, präpa-

Abb. 3.2 (**a**) **Anreichen eines Skalpells** (Foto: M.Liehn). (**b**) **Führen eines Skalpells 1** (Foto: M. Liehn). (**c**) **Führen eines Skalpells 2** (Foto: M. Liehn)

riert oder genäht werden soll, dementsprechend sind sie in der Maulinnenfläche profiliert. Zum Halten des Gewebes müssen sie greifen, zur Blutstillung mittels hochfrequentem Strom das Gefäß hinhalten können. Der Chirurg benötigt sie zum Nadelhalter oder zur Schere in seiner anderen Hand, um Gewebe zu greifen oder die Nadel zu fassen, die Pinzette ist die Verlängerung seiner Finger.

Pinzetten bestehen aus zwei Hälften, die zusammengedrückt werden, wenn sie das Gewebe halten und sie gehen federnd sofort wieder in ihre Ausgangsposition zurück, wenn der Druck der Finger nachlässt. Damit sie gut in der Hand liegen und auch bei feuchten Handschuhen nicht weggleiten, haben sie an ihren Schenkeln außen eine angeraute oder geriefelte Grifffläche.

Einige Modelle haben an dem einen Schenkel einen Stift, der in eine Vertiefung des anderen Schenkels hineinpasst. So wird vermieden, dass bei zu viel Druck die Maulflächen sich gegeneinander verschieben und ein passgenaues Greifen nicht mehr möglich macht (im OP-Jargon wird dann vom „Schielen" einer Pinzette gesprochen). Auch bei Pinzetten wird mit Hartmetalleinlagen gearbeitet, dann ist die Kennzeichnung wieder der goldene Griff. In der Regel sind die Maulprofile kreuzgeriefelt, das ermöglicht festen Halt bei relativ geringem Druck.

Je nachdem, welches Gewebe gegriffen werden soll, werden die drei folgenden Arten von Pinzetten unterschieden.

Chirurgische Pinzette

Chirurgische Pinzetten sind scharf und haben auf beiden Seiten Zähne, die beim Zusammendrücken ineinander greifen, d. h. die Anzahl der Zähne muss unpaarig sein (Abb. 3.3a). Wenn Gewebe gefasst wird, ermöglicht dies einen festen Halt des Gewebes. Die Anzahl der Zähnchen variiert. Hinter dem Zahn ist die Greiffläche häufig noch kreuzgeriefelt, das ermöglicht einen zusätzlichen Halt des Gewebes. Sie werden zum Halten des Unterhautfettgewebes benutzt oder zum Greifen von derben Strukturen wie Muskel oder Faszie.

Die Größe und die Anzahl der Zähne sind ausschlaggebend für das Gewebe, das gegriffen werden soll. Die **Adson**-Pinzette gilt als Beispiel für eine zarte chirurgische Pinzette (Abb. 3.3b) und wird für zarte Strukturen im Gesicht, am Hals und z. B. für die Dura genutzt (es gibt diese zarte Pinzette auch als anatomische Variante, s. u.)

Um Gewebe für eine histologische Untersuchung zu gewinnen, kommt häufig eine Pinzette mit einer ringförmigen Öffnung in den Maulseiten und chirurgischer Zahnung in Betracht (Abb. 3.3c).

Die Länge und Form der benötigten Pinzette wird dem Operationssitus angepasst. Es gibt unendlich viele Varianten. Im Sprachgebrauch des Operationssaals wird von groben kurzen oder langen feinen, **Adson** oder ähnlichen Kurznamen Gebrauch gemacht.

Anatomische Pinzette

Anatomische Pinzetten sind stumpf und vorn im Arbeitsteil quer geriefelt (Abb. 3.3d, e). Wenn Gewebe damit gehalten wird, müssen die beiden Hälften der Pinzette stark zusammengedrückt werden. Dadurch wird die Struktur des gefassten Materials gequetscht und eignet sich deshalb nicht für empfindliche Gefäße. Jedoch gibt es fein zulaufende anatomische Pinzetten, die es möglich machen, ohne großen Druck z. B. Darmschleimhaut zu fassen, ohne zu traumatisieren. Sie bieten damit in der Viszeralchirurgie eine Alternative zur atraumatischen Pinzette. Es gibt sie in grob kurz, lang fein, gewinkelt, gebogen.

Lange feine anatomische Pinzetten werden gern zur Applikation von monopolarem hochfrequentem (HF) Strom zur Blutstillung eingesetzt (s. unten). Hier können ebenfalls Pinzetten zum Einsatz kommen, deren Schenkel mit einer isolierenden Schicht überzogen sind, die vermeidet, dass der HF-Strom zu früh über die Pinzettenschenkel abgeleitet wird, da er nur an der Spitze des Instruments wirken soll.

Auch Pinzetten, die bipolaren hochfrequenten Strom weiterleiten, sind isoliert und nur an den Maulenden metallisch. Das Kabel zum Stromgenerator wird direkt an die Pinzette angeschlossen. Bei der Instrumentation muss mit der anderen Hand das Kabel der Pinzette spannungsfrei gehalten werden (Abb. 3.3f).

Abb. 3.3 (a) **Chirurgische Pinzette mit einer Skizze der Zähne.** (Fa. Aesculap AG, mit freundlicher Genehmigung). (b) **Pinzette nach Adson-Brown.** (Fa. Aesculap AG, mit freundlicher Genehmigung). (c) **Chirurgische Pinzette, russisches Modell.** (Fa. Aesculap AG, mit freundlicher Genehmigung). (d) **Anatomische Adson-Pinzette.** (Fa. Aesculap AG, mit freundlicher Genehmigung). (e) **Anatomische Cushing-Pinzette.** (Fa. Aesculap AG, mit freundlicher Genehmigung). (f) **Bipolare Pinzette.** (g) **Atraumatische Pinzette nach De Bakey,** **gerade und abgewinkelt.** (Fa. Aesculap AG, mit freundlicher Genehmigung). (h) **Atraumatische Pinzette nach Cooley.** (Fa. Aesculap AG, mit freundlicher Genehmigung). (i) **Atraumatische Pinzette nach Cushing.** (Fa. Aesculap AG, mit freundlicher Genehmigung). (j) **Bajonettpinzette nach Gruenwald.** (Fa. Aesculap AG, mit freundlicher Genehmigung). (k) **Kniegebogene Pinzette nach Troeltsch.** (Fa. Aesculap AG, mit freundlicher Genehmigung)

Atraumatische Pinzette

Auch atraumatische Pinzetten sind stumpf, sind jedoch im Maul unterschiedlich im Profil. Sie können längs geriefelt oder auch mit einer Kreuzriefelung versehen sein. Dieses Profil erlaubt Fassen ohne zu zerstören und wird deshalb in der Gefäß- oder der Darmchirurgie benutzt.

Atraumatische Pinzetten mit einer parallel längsförmig angeordneten Riefelung in gerader oder abgebogener Form sind nach **Cushing, De Bakey** (Abb. 3.3g) oder **Cooley** benannt.

Atraumatische Pinzetten nach **Cooley** haben ein ausgeprägteres Profil aber auch eine Längsriefelung mit Körnung um die Mittelrinne (Abb. 3.3h).

Eine Kreuzriefelung gilt ebenfalls als atraumatisch, als Beispiel sei hier die Pinzette nach **Cushing** genannt (Abb. 3.3i).

Pinzetten mit seitlicher Winkelung oder gebogener Spitze werden in der Gefäßchirurgie und/oder der Neurochirurgie angewendet.

Eine bajonettförmige Pinzette, z. B. nach **Gruenwald** (Abb. 3.3j), oder eine kniegebogene Pinzette nach **Troeltsch** (Abb. 3.3k) ist in der Neurochirurgie, der HNO- oder MKG-Abteilung sicher vorhanden.

Eine weitere Untergruppe bilden die **Koagulationspinzetten**. Für die Anwendung von **monopolarem Strom** kann jede Pinzette genutzt werden, bevorzugt werden feine anatomische Pinzetten (s. oben). Dabei ist zu beachten, dass der Strom durch die gesamte Länge der Pinzette verläuft und der Kontakt nur zu dem Gewebe hergestellt sein darf, an dem koaguliert werden soll. Im OP-Jargon heißen sie oft nur „Kokel"- oder „Strom"- oder Diathermie-Pinzette.

Wenn Pinzetten benutzt werden, die an beiden Schenkeln isoliert sind, ist der Kontakt der Schenkel mit Körpergewebe gefahrlos möglich. Nur die Maulenden sind aus blankem Stahl, die Schenkel sind mit einer Kunststoffschicht bezogen, die Strom nicht ableitet. So kommt der Strom nur an beiden Pinzettenspitzen zur Anwendung. Zu beachten bei der Vorbereitung der Instrumente ist, dass geprüft wird, ob die Isolationsschicht unzerstört ist.

Bei der Anwendung von **bipolarem Strom** fließt der Strom über ein passendes zweipoliges Kabel in die Pinzette, deren beiden Maulenden die beiden Strompole bilden. Die Auslösung des Stroms erfolgt entweder mittels eines Fußschalters oder über die Pinzette, die den Stromfluss auslöst, wenn beide Pinzettenspitzen Kontakt zum Gewebe haben.

Instrumentation

Gerade Pinzetten werden vom Instrumentanten unten an den Arbeitsenden gefasst und dem Operateur aufrecht in die Hand gegeben. In der Regel benötigt der Arzt die Pinzette zusätzlich zur Schere oder zum Nadelhalter, deshalb gehört dieses Instrument meistens in die linke Hand des Operateurs (Abb. 3.4a).

Geübte Instrumentanten können beim Anreichen z. B. des Nadelhalters die Pinzette zwischen kleinem und Ringfinger fassen und durch eine Drehung der Hand sofort nach Abgeben des Nadelhalters die Pinzette in die andere Hand des Operateurs bringen. Dadurch ist die andere Hand frei zum Abnehmen eines gebrauchten Instruments (Abb. 3.4b).

Kniegebogene Pinzetten wie auch bajonettförmige Pinzetten werden so angereicht, dass der obere Winkel der Pinzette nach unten mit Richtung zum Patienten zeigt (Abb. 3.4c). Das ist wichtig beim Instrumentieren unter dem Mikroskop, denn der Operateur kann nicht die Pinzette in einer Hand drehen, wenn die Anreichung nicht korrekt war, sondern er muss vom Mikroskop wegschauen, um das Instrument korrekt zu fassen.

Der Instrumentant weiß, welche Pinzette für welches Gewebe geeignet ist. Das Anreichen einer Pinzette zur Schere oder zum Nadelhalter erfolgt unaufgefordert und sofort nach dem Anreichen des Instruments für die andere Hand.

▶ Die instrumentierende Pflegekraft sollte wissen, ob der Operateur Rechts- oder Linkshänder ist, denn daraus resultiert z. B. die Lage der Schere in der Hand des Instrumentanten.

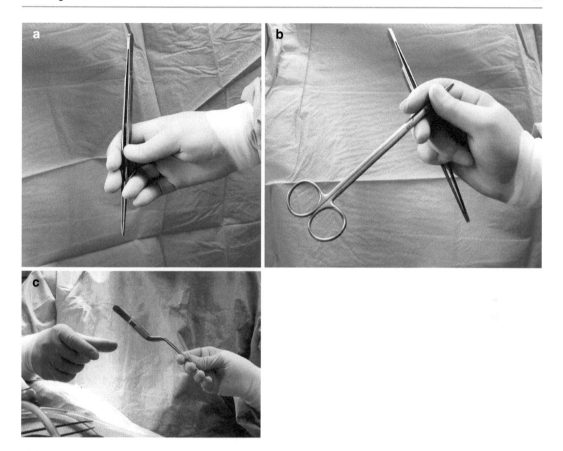

Abb. 3.4 (a) **Instrumentation einer geraden Pinzette** (Foto: M. Liehn). (b) **Instrumentanz einer Schere und einer Pinzette mit einer Hand** (Foto: M. Liehn). (c) **Anreichen einer bajonettförmigen Pinzette** (Foto: M. Liehn)

3.1.3 Scheren

Ein weiteres gewebedurchtrennendes Instrument neben dem Skalpell ist die Schere. Sie ist eines der wichtigsten Instrumente und kann zur scharfen Durchtrennung, zur Auseinanderdrängung (Dissektion) und zum Abschneiden verschiedener Materialien benutzt werden. Je nach Körpertiefe sind die Griffe lang, gebogen, gewinkelt, die Schneideblätter unterschiedlich gebogen und unterschiedlich geschliffen. An der Oberfläche sind die kurzen Scherenmodelle von Bedeutung, in der Tiefe müssen die Arbeitsteile länger sein. Manche Scheren sind ebenfalls durch einen goldenen Griff gekennzeichnet, die Blätter aus Hartmetall haben einen besonderen Präzisionsschliff, der sich nicht so schnell abnutzt.

Eine Schere besteht aus zwei Teilen und drei Abschnitten. Die **Griffteile** sind entweder ringförmig, um den Daumen und den Mittel- oder Ringfinger aufzunehmen oder die Grifffläche ist federnd miteinander verbunden und seitlich außen angeraut wie bei einer Mikroschere, damit die haltende Hand nicht am Griff abrutscht.

Die Verbindung der beiden Scherenteile durch eine Schraube ist das **Schlussteil** (Kap. 1); durch diesen wird das Öffnen und Schließen des Instruments ermöglicht. Die beiden schneidenden Anteile heißen **Blätter**. Sie sind entweder am Ende beide abgerundet, beide spitz oder ein Blatt stumpf, eines scharf geschliffen. Zur Schneidkante ist das Blatt in der Regel abgeschrägt.

Der Arbeitsteil einer Schere ist ihrer Anwendung entsprechend entweder gerade, gebogen oder gewinkelt. Die Biegung kann nach rechts oder nach links, nach oben oder nach unten führen. Um im Zweifel festzustellen, wohin bei einer Schere die Biegung zeigt, wird sie so auf den Tisch gelegt, dass der Schraubenkopf zu sehen ist, der die beiden Arbeitsteile miteinander verbindet.

Die Namen der Scheren resultieren aus ihrem Einsatzgebiet oder entsprechen dem „Erfinder".

Die gebräuchlichsten **Präparierscheren** haben leicht abgerundete Blätter. Wenn in der Tiefe präpariert wird, ist ein Blatt nicht zu sehen, deshalb sollte es stumpf sein, damit es keine Verletzung der Umgebung hervorruft. An dem Blatt werden Schneidkante und Rücken unterschieden. Spitz-spitze Enden der Blätter sind bei Mikroscheren und Gefäßscheren sowie bei sehr feinen Präparierscheren zu finden.

Ist ein Blatt glatt geschliffen und eines gezahnt wird die Schere häufig als **Fadenschere** eingesetzt, da sie nicht vom Fadenende abrutscht und verlässlich schneidet.

Die Präparierschere nach **Metzenbaum** ist die gebräuchlichste Schere in der Chirurgie, da sie für viele Gewebearten zur Präparation angewendet werden kann. Es gibt sie in allen Längen, mit Hartmetallblättern (goldener Griff) und ohne. Ihre Blätter sind gerade oder gebogen, beide vorn abgerundet. Damit kann fast jede Gewebeart präpariert werden (Abb. 3.5a).

Eine feinere Präparierschere ist z. B. die Schere nach **Reynolds** (Abb. 3.5b), deren Blätter vorn spitz zulaufen. In vielen Abteilungen heißt diese Schere **Wittenstein**-, **Jameson**- oder **Stevens**-Schere. Sie findet Verwendung bei der Präparation von Nerven und Gefäßen oder in der Gesichtschirurgie.

Sind die Scheren gerade in den Branchen und in den Blättern, werden sie zur Durchtrennung von Lumina verwendet, die für eine Anastomose vorbereitet werden sollen (Abb. 3.5c).

Manche Scheren haben an einem Blatt einen abgeflachten Knopf (Abb. 3.5d). Dieses Blatt wird zur Schonung des darunter liegenden Gewebes genutzt. Beispielsweise wird damit die Dura mater geschnitten, um das darunter liegende Gehirn nicht zu verletzen, oder sie wird zur Eröff-

nung eines Lumenorgans benutzt, wie z. B. Speichelgang oder Ductus choledochus.

Die Biegung der Blätter sollte beim Gebrauch der Gewebeschicht angepasst sein. Eine schwach gebogene Schere eignet sich zur Darstellung aufeinander liegender Schichten, leicht gewölbter Organe oder zur Dissektion unterschiedlicher Strukturen. Je stärker die Biegung der Blätter desto kreisförmiger das Organ, um das herum präpariert wird.

Dementsprechend liegen in jeder operativen Disziplin unterschiedlich gebogene Scheren vor (Abschn. 4.4). Abgewinkelte Scheren finden in der Gallenwegschirurgie und in der Gefäßchirurgie Anwendung. Die Winkelung wird in Grad angegeben. Mit der gewinkelten Schere nach **Potts de Martell** kann der Ductus choledochus oder eine Vene oder Arterie sehr genau und ohne Verletzung umgebenden Gewebes durchtrennt werden oder die Stichinzision eines Hohlorgans erweitert werden, indem nach einer Stichinzision ein Blatt der Schere in das Lumen eingeführt und mit einem geraden Schnitt erweitert wird (Abb. 3.5e).

Im OP-Sprachgebrauch heißt diese Schere oft nur Potts-Schere oder Winkelschere. Es gibt diese Form auch benannt nach **Diethrich**, **Potts Smith**, **De Bakey** und anderen. In der HNO oder MKG werden kniegebogene Scheren benutzt, um die Hand des Operateurs bei engen Zugängen z. B. im Bereich der Nase nicht im Sichtfeld zu haben und die Übersicht zu behindern.

Mikroscheren sind gerade oder bajonettförmig, auch hier gilt das Prinzip, dass die Hand des Operateurs im Ausschnitt des Mikroskops nicht zu sehen ist. Bei Mikroscheren sind die einzelnen Blätter federnd miteinander verbunden (Abschn. 4.7).

Die Größe und Feinheit der Schere muss immer dem zu schneidenden Material angepasst sein. Ein feines Gefäß kann nicht mit einer Fadenschere geschnitten werden, aber umgekehrt geht es auch nicht. Wird mit einer zu feinen Schere grobes Material durchschnitten, leidet der Schliff, und die Schere ist zum nächsten Gebrauch stumpf und muss nachgeschliffen oder ersetzt werden.

Abb. 3.5 (**a**) **Präparierschere nach Metzenbaum.** (Fa. Aesculap AG, mit freundlicher Genehmigung). (**b**) **Präparierschere nach Reynolds.** (Fa. Aesculap AG, mit freundlicher Genehmigung). (**c**) **Gerade Schere nach Tönnis.** (Fa. Aesculap AG, mit freundlicher Genehmigung). (**d**) **Feine Schere mit Knopf.** (Fa. Aesculap AG, mit freundlicher Genehmigung). (**e**) **Schere nach Potts de Martell.** (Fa. Aesculap AG, mit freundlicher Genehmigung). (**f**) **Schere nach Cooper.** (Fa. Aesculap AG, mit freundlicher Genehmigung). (**g**) **Rippenschere nach Sauerbruch.** (Fa. Aesculap AG, mit freundlicher Genehmigung). (**h**) **Rippenschere nach Brunner.** (Fa. Aesculap AG, mit freundlicher Genehmigung)

Zum Schneiden grober Materialien ist die Schere nach **Cooper** eine der bekanntesten, damit können oberflächlich Fäden oder intraoperativ Verbandsmaterial geschnitten werden (Abb. 3.5f).

Vergleichbar sind die Scheren nach **Mayo** oder **Lexer**, die ähnlich aussehen und für den gleichen Gebrauch bestimmt sind.

In der **Thoraxchirurgie** kommt die Rippenschere zur Anwendung, die einzelnen Scherenmodelle sind häufig nach ihrem Konstrukteur bzw. nach dem Erfinder benannt. Sie sind sehr kräftig, um den Knochen durchtrennen zu können, meist abgewinkelt im Schneideblatt, um sie um die Rippe herumführen zu können und gezielt nur den Knochen zu durchtrennen.

Viele Scheren werden nach ihrer Funktion benannt, der Eigenname entfällt im täglichen Gebrauch, wie z. B. die Rippenschere (nach **Sauerbruch** Abb. 3.5g, nach **Brunner** Abb. 3.5h) und
die Fadenschere (nach **Cooper** s. Abb. 3.5f).

Es gibt für rechtshändige wie auch für links-
händige Chirurgen die entsprechenden Scheren,
die meisten Chirurgen benutzen jedoch Rechtshänderscheren, die auch von Linkshändern angewendet werden können.

Bipolare Scheren

Bipolare Scheren werden mit einem zweipoligen
Kabel mit dem Generator verbunden und koa-
gulieren während des Schneidevorgangs. In der
Regel sind sie geformt wie eine Präparierschere
nach **Metzenbaum** und werden entsprechend angereicht. Bei der Instrumentation wird das Kabel
mit der anderen Hand spannungsfrei gehalten.

Instrumentation

Die Instrumentation richtet sich nach der Form der
Schere und der zu präparierenden Schicht, bzw.
des zu durchtrennenden Materials. Eine Schere
wird vom Instrumentanten an den Schneideblät-
tern gefasst. Steht der Operateur gegenüber und
liegt die Krümmung der Blätter über dem Zeigefinger, wird die Schere am Gewebe mit der Spitze
nach unten zeigen. Liegt die Krümmung über
dem Daumen, zeigt die Biegung nach oben, damit
der Operateur sehen kann, in welcher Schicht sich
die Spitzen der Schere befinden (Abb. 3.6).

Abb. 3.6 Instrumentanz einer gebogenen Schere.
(Foto: M. Liehn)

Der Instrumentant steht dem Chirurgen gegenüber, die gebogenen Blätter liegen über dem
Daumen, am Gewebe zeigen die Scherenspitzen
nach oben

Es gilt die Regel, dass der Operateur die Spitze
der Schere bei der Präparation sehen sollte, daraus resultiert die Anreichung. Die Scherenkrüm-
mung ist der Form des zu präparierenden Organs
anzupassen. Das Abschneiden von Fäden in der
Tiefe erfolgt ebenfalls mit der Scherenspitze
nach oben, um eine Durchschneidung des Knotens zu vermeiden.

Eine Ausnahme beim Anreichen bilden die
Mikroscheren, die unterhalb der Feder gefasst
werden, damit die Arbeitsteile zusammengedrückt werden können. Im Ruhezustand ist die
gefederte Mikroschere geöffnet, wie jedes andere
Instrument muss sie jedoch geschlossen angereicht werden.

Bajonettförmig gebogene Scheren werden
ebenso wie Pinzetten so angereicht, dass der Winkel der Schere nach unten zum Patienten zeigt. Abgewinkelte Scheren, wie die nach **Potts de Martell**, werden mit der Schneidefläche in Richtung
der Schnittführung angereicht. Nach einer Stichinzision wird ein Blatt in das eröffnete Lumen eingeführt, um dann die Inzision zu erweitern.

Rippenscheren sind anzureichen in Richtung
der Rippe. Da diese Schere keine Ringe hat, in
die der Operateur greifen muss, wird die Hand
des Chirurgen beide Griffe der Schere umfassen.
In der Mitte der Griffe befinden sich zwei „Hör-
ner", an denen sich die Hand des Chirurgen ab-
stützen kann, denn das Durchtrennen eines Knochens erfordert Kraftaufwand.

Die Form des Instruments richtet sich also
nach dem Verwendungszweck, der Schliff der
Blätter ebenfalls. Daraus resultiert, dass eine
Schere nur das Gewebe schneiden sollte, für das
sie konstruiert wurde, alle anderen Materialien
zerstören den feinen Schliff und führen zu vermeidbaren Reparaturkosten.

3.1.4 Klemmen

Bei Klemmen unterscheiden wir unterschiedliche
Formen aber auch unterschiedliche Schlussme-

chanismen und Profile. Klemmen gibt es gerade, gewinkelt, gebogen, bajonettförmig und in vielen anderen Variationen, um sie in ihrer Form den anatomischen Gegebenheiten anzupassen.

Klemmen greifen mit beiden Maulteilen das Gewebe oder das Material und am Griff befinden sich Arretierungsraster, die zusammengedrückt werden und so lange halten, bis der Operateur sie löst. Erst dann wird das Gewebe wieder freigegeben.

Wie der Name es sagt, sind Klemmen dafür geschaffen, Material anzuklemmen. Je nach ihrer geplanten Anwendung gelten hier die verschiedenen, schon bei den Pinzetten angegebenen Riefelungen:

anatomisch,

atraumatisch,

chirurgisch.

Je nach dem geplanten Verwendungszweck wird die Form der Klemme mit dem passenden Maulprofil gewählt. Es gibt die entsprechende Maulprofilierung als kurzfassend wie auch als langfassend. Zudem sind bei chirurgischen Klemmen jeweils Zähne, die ineinandergreifen und an der Spitze der Maulflächen angebracht sind.

Vielfach wird das Abdeckmaterial mit den sog. **Tuchklemmen** fixiert (Abb. 3.7a). Dabei ist zu bedenken, dass keine scharfen Klemmen zum Einsatz kommen dürfen, da diese das Abdeckmaterial perforieren und damit die Sterilität nicht mehr gewährleistet ist. Die Tuchklemmen werden als **Backhaus-Klemmen** bezeichnet.

Viele Klemmen werden benutzt, um Materialien einzuspannen und damit in der Tiefe zu arbeiten. Diese Instrumente haben in ihrer Querriefelung häufig noch eine Längskehle, damit das Material hält, ohne die Spannung in den Maulteilen über Gebühr zu erhöhen. Tupfer und Präpariertupfer werden z. B. in eine Kornzange eingespannt, um darin festen Halt zu bieten und in der Tiefe gezielt Blut oder Sekret aufzutupfen. Das Instrument ist eine gerade Kornzange (Abb. 3.7b) und sowie ein Tupfer eingespannt ist, heißt es Stieltupfer (Abb. 3.7c).

Beim Einspannen von Tupfern oder anderen Materialien ist zu bedenken, dass die Klemme an die Größe des Tupfers angepasst sein muss und der Verschluss nicht bis auf das letzte Raster aus-

genutzt werden darf, um ein ungewolltes Öffnen der Klemme zu vermeiden. Die Überwindung des letzten Rasters führt zur Öffnung und damit zum Verlust des Tupfers! Der Tupfer wird zudem so eingespannt, dass es dem Operateur möglich ist, zu tupfen aber auch das umgebende Gewebe zu sehen. Dazu wird der Tupfer eingerollt und ein Drittel davon eingespannt.

Die Kornzangen liegen auch gebogen vor. Dieses Instrument wird benutzt, um Drainagen aus einer Inzision herauszuziehen, um Unterhautfettgewebe zu tunneln und Drainagen, Gefäßprothesen oder andere Implantate durchzuziehen. Klemmen, die zum Fassen von Organen entwickelt wurden, sind unter Abschn. 3.1.5 zusammengefasst.

Traumatisierende Klemmen

Hartfassende Klemmen fassen das Material fest und geben im Maul nicht nach, sodass das Gewebe gequetscht wird. Diese Klemmen gibt es als chirurgische wie auch als anatomische Instrumente. Als Beispiel sei die kräftige chirurgische **Kocher**-Klemme genannt, die das Material, das sie greift, fest hält (Abb. 3.7d). Ihre Zähnchen geben ihr das Merkmal der chirurgischen Klemme. Obwohl sie **keinesfalls** dazu geeignet sind, eine Arterie zu verschließen, um eine Anastomose vorzubereiten, heißen sie korrekt Arterienklemmen nach Kocher. Es gibt sie in gerader und gebogener Form.

Diese Klemme ist 15 cm lang, deshalb kann sie nur oberflächlich angewendet werden. Zum Anklemmen von Fäden, Zügeln oder anderem Material ist sie hervorragend geeignet.

Wenn längere Klemmen benötigt werden, kommt häufig die **Kocher-Ochsner**-Klemme zur Anwendung. Sie ist genauso aufgebaut, aber insgesamt länger, es gibt sie bis 35 cm lang. Länger und feiner werden sie **Halstedt**-Klemme genannt, auch diese Klemme gibt es als chirurgisches und anatomisches Instrument.

Soll die Klemme kleiner und kürzer sein, gibt es das **Mosquito**-Klemmchen in einer anatomischen und einer chirurgischen Version (Abb. 3.7e). Es entspricht in seiner Bauart der Kocher- bzw. der Péan-Klemme, ist kürzer und damit leichter; wenn es als Halteklemme einge-

Abb. 3.7 (**a**) **Stumpfe Tuchklemme.** (Fa. Aesculap AG, mit freundlicher Genehmigung). (**b**) **Kornzange nach Maier.** (Fa. Aesculap AG, mit freundlicher Genehmigung). (**c**) **Stieltupfer** (Foto: M. Liehn). (**d**) **Arterienklemme nach Kocher.** (Fa. Aesculap AG, mit freundlicher Geneh- migung). (**e**) **Halstedt-Mosquito-Klemmchen.** (Fa. Aes- culap AG, mit freundlicher Genehmigung). (**f**) **Peritoneal- klemme nach Mikulicz.** (Fa. Aesculap AG, mit freundlicher Genehmigung). (**g**) **Arterienklemme nach Péan.** (Fa. Aesculap AG, mit freundlicher Genehmigung)

setzt werden soll, zerreißt es durch sein Gewicht das Gewebe nicht. Werden die Klemmen noch kleiner und leichter gewünscht, heißen sie häufig „Baby"-Kocher.

Zum Anklemmen des Peritonealsacks zum Bauchdeckenverschluss wird ebenfalls eine chir- urgische Klemme gewählt, die **Mikulicz**-Klemme. Sie ist zudem leicht gebogen, um den Operateur beim Zunähen nicht zu behindern. Durch ihre Zähnchen greift sie das Bauchfell so fest, dass eine Adaptation zum Nähen möglich ist (Abb. 3.7f).

Die anatomische Arterienklemme nach **Péan** greift ebenfalls fest, zerstört aber durch die ana- tomische Riefelung nicht die Oberfläche des Ma- terials (Abb. 3.7g). Es gibt diese Klemme, wie alle anderen auch, in verschiedenen Längen und Formen. Sie werden benutzt, um grobes Gewebe, das nicht durch chirurgische Zähne geschädigt werden soll, anzuklemmen, z. B. Schilddrüsen- kapsel, Parenchymgewebe, Pleura. Ihr Verwen- dungszweck ist sehr vielseitig, für ein Gefäß zur Anastomosenvorbereitung ist sie jedoch **nicht** geeignet, hier sollte eine atraumatische Klemme gewählt werden (s. u.).

Alternative Klemmenbezeichnungen, die den vorher genannten ähnlich sind, sind z. B. die nach **Spencer** oder **Crile**.

Hartfassende Klemmen eignen sich nicht, um Gefäße oder Darmanteile zu verschließen, wenn das Gewebe noch für eine Anastomose genutzt werden soll. Als Halteklemmen für Gewebe und Material sind sie sehr gut geeignet.

Weiche Klemmen

Soll das Gewebe nur verschlossen, aber die einzelnen Schichten nicht traumatisiert werden, kommen weichfassende Klemmen zum Einsatz, deren Maulteile so gearbeitet sind, dass der Stahl federnd nachgibt, wenn sie geschlossen werden.

Als Beispiel sei eine weiche Darmklemme genannt, die den Darm verschließt aber nicht traumatisiert (Abb. 3.8a). So kann die Durchblutung kurz unterbrochen werden, ohne die Gefäßwände zu zerquetschen. Diese Klemme wird an dem Anteil des Darms angesetzt, der für die Wiederherstellung der Darmpassage benutzt werden soll. An das Resektat kann eine hartfassende Klemme

Abb. 3.8 (**a**) **Weiche Darmklemme nach Kocher.** (Fa. Aesculap AG, mit freundlicher Genehmigung). (**b**) **Satinsky-Klemme.** (Fa. Aesculap AG, mit freundlicher Genehmigung)

angelegt werden, die verhindert, dass Darminhalt oder Tumorzellen austreten.

Durch die Anwendung von weichfassenden Klemmen mit einer Längsriefelung der Arbeitsteile kann die Anastomose durchblutet werden und die Gefahr einer Nekrose verhindert werden.

Ähnlich aufgebaute Klemmen mit dem gleichen Anwendungsspektrum sind die Darmklemmen nach **Doyen** oder **Hartmann**.

Häufig sind die klemmenden Anteile zusätzlich zum Schutz der Schleimhaut mit einem Schlauchverband überzogen. Vor der Anwendung muss dieser textile Überzug unbedingt angefeuchtet werden, damit ein Verkleben mit der Serosa vermieden wird.

Gefäßklemmen/Darmklemmen

In der Darmchirurgie wie auch in der Gefäßchirurgie werden zudem Klemmen benötigt, die nicht nur federnd geschlossen werden, sondern ein atraumatisches Maulprofil haben. Die Anordnung der Riefeln und/oder Zahnungen verhindert eine Traumatisierung der empfindlichen Gefäßwände. Die Arretierung besteht zumeist aus drei Rastern, sodass der Verschluss der Gewebestärke individuell angepasst werden kann.

Hier muss der Chirurg bedenken, inwieweit er die Klemme schließt – je mehr Druck durch Verschluss der einzelnen Raster auf die Arbeitsteile gebracht wird – desto kräftiger werden die Gefäßwände komprimiert. Gefäßklemmen sind zudem so gebogen, dass das Gefäß abgeklemmt werden kann, die Blutung gestoppt wird, aber umgebendes Gewebe nicht mit gefasst wird. Die Größe des Arbeitsteils des Instruments wird dem Lumen und dem Blutdruck, der in dem Gefäß herrscht, angepasst. Die Länge der Branchen entspricht der Tiefe im Körper des Patienten, sodass es gleiche Klemmen in unterschiedlicher Länge und v. a. in unterschiedlicher Biegung der Branchen gibt.

Die Satinsky-Klemme wurde ursprünglich in der Herz- und Gefäßchirurgie verwendet, hat aber durch ihre Form auch in der Abdominalchirurgie und der Urologie Einzug gehalten (Abb. 3.8b).

Diese Klemme hat ein kreuzgeriefeltes Maulteil und ist doppelt aufgebogen. Damit ist es auch möglich, einen Teilbereich des Lumens auszu-

klemmen. Das ist v. a. in der Gefäß- und Herzchirurgie nötig, wenn schon während des Nähens
einer Anastomose der Blutfluss teilweise freigegeben werden soll. Dann wird in Längsrichtung
des Gefäßes eine „Seite" abgeklemmt, über die
andere „Seite des Gefäßes" fließt schon Blut
zur Versorgung des betreffenden Organs (das
ist der Vorgang des „Ausklemmens"). Sie kann
als Arterienklemme, als Venenklemme und auch
als Darmklemme für den zu anastomosierenden
Darmanteil, wie auch als Nierenhilusklemme angewendet werden.

Wenn das Maulprofil längs geriefelt ist, heißt
die Klemme nach **Price-Thomas** und findet auch
in der Thoraxchirurgie zum Abklemmen eines
Bronchus Anwendung. Atraumatische Klemmen können in der Darmchirurgie genauso Anwendung finden wie in der Gefäßchirurgie (Abschn. 4.6).

Präparierklemmen/Ligaturklemmen

Mit kurzfassenden, leicht gebogenen Instrumenten mit einer quergeriefelten anatomischen
Maulfläche ist es möglich, Gewebestrukturen
stumpf voneinander zu trennen oder nach der
Durchtrennung Gefäße zu unterbinden. Dabei
variiert die Biegung von leicht bis stark gebogen.
Dabei ist die Biegung durch eine Zahl gekennzeichnet.

Die bekannteste Präparierklemme ist sicher die **Overholt**-Klemme (Abb. 3.9a). Ist
das Instrument für zartere Strukturen entsprechend kleiner und feiner, wird es häufig als
„**Baby-Overholt**" bezeichnet. Andere ähnlich
aufgebaute Instrumente mit dem gleichen Anwendungsspektrum sind die nach **Mixter**, **Geis-
sendoerfer** oder **Rumel**.

Um Gewebestrukturen zu unterbinden, werden zwei Klemmen mit geringem Abstand z. B.
an das Gefäß angesetzt und zwischen den Klemmen wird mit einer Schere oder einem Skalpell
durchtrennt. Um die aufgebogene Spitze der
Klemme wird ein Faden gelegt und dann geknotet. Nach dem ersten Knoten wird die Klemme
langsam geöffnet und entfernt, dann werden die

weiteren Knoten gelegt. Erfolgt die Ligatur in
der Tiefe, wird der Ligaturfaden in die Spitze eines Overholts eingespannt und um die liegende
Klemme geführt (Abb. 3.9b).

Eine andere Form der Präparation kann mittels einer Rinne und eines Deschamps erfolgen
(Abb. 3.15a).

Instrumentation

Bei allen Klemmen ist gewünscht, dass der Operateur in die Ringe des Instruments greifen kann
und das Maulteil zu der Gewebeschicht zeigt. Bei
der Biegung oder Winkelung der Branchen oder/
und des Maulteils ist zu beachten, ob abgeklemmt
oder ausgeklemmt werden soll, dementsprechend
zeigt die Biegung des Maulteils auf das Lumen
oder verläuft parallel zum Lumen.

Als Ausnahme gilt nur der Stieltupfer/Präpa-
rierstiel, denn hier werden die Branchen des Instruments vom Operateur gegriffen, er greift
nicht in die Ringe. Der Stiel wird senkrecht, am
Tupfer greifend mit dem Textil zum Blut zeigend
angereicht (Abb. 3.9c).

In der Regel ist die Anwendung der Klemmen
in den chirurgischen Abteilungen standardisiert.
Trotzdem muss der Instrumentant, um die entsprechende Klemme korrekt anreichen zu können, wissen, welches Gewebe gefasst werden
soll, um dann die entsprechende Länge, Biegung
und das richtige Maulprofil aussuchen zu können.

Gerade Klemmen werden angereicht, indem
der Instrumentant die geschlossene Klemme am
Maulteil greift und die Ringe des Instruments in
die Hand des Chirurgen gibt. Gebogene und gewinkelte Klemmen werden so angereicht, dass
das Maulteil an das abzuklemmende Gewebe angesetzt wird, ohne dass die Hand des Operateurs
die Sicht auf das Gefäß oder den Darm behindert.

Ist dem Instrumentanten nicht bekannt, wie
der Chirurg die Klemme ansetzen möchte, gilt
auch hier wie bei der Schere, dass die Spitze des
Instruments im OP-Feld zu sehen sein muss. Das
bedeutet, der Operateur bekommt die Klemme so
angereicht, dass die gebogene Spitze nach oben
zeigt.

Abb. 3.9 (**a**) **Overholt-Klemme.** (Fa. Aesculap AG, mit freundlicher Genehmigung). (**b**) **Overholt-Klemme mit eingespannter Ligatur.** (Foto: M. Liehn). (**c**) **Anreichen eines Stieltupfers** (Foto: M. Liehn). (**d**) **Anreichen einer Klemme, der Operateur steht gegenüber** (Foto: M. Liehn). (**e**) **Anreichen einer Klemme, der Operateur steht neben dem Instrumentanten** (Foto: M. Liehn)

Steht der Instrumentant dem Operateur gegenüber, wird die Klemme so am Maul gefasst, dass die Biegung sich um den Daumen schmiegt (Abb. 3.9d), steht die Pflegekraft/OTA neben dem Operateur, muss die Biegung sich um den Zeigefinger formen (Abb. 3.9e).

Bei der Unterbindung von Strukturen ist es ggf. erforderlich, dass der Instrumentant den in einen Overholt eingespannten Faden am Ende so hält, dass der Faden gespannt ist, um in der Tiefe um den liegenden Overholt geführt zu werden, dann wird der Faden losgelassen. Hat der Assistent die Möglichkeit, den Faden zu übernehmen, wird das Ende des Fadens dem Assistenten übergeben. Der Instrumentant hat in solchen Fällen immer einen mit einer Ligatur armierten Overholt in Bereitschaft. Zu beachten ist dabei, dass der Faden ebenfalls auf dem Tisch liegt um die Sterilität zu gewährleisten und keinesfalls herunterhängt.

Klemmen gibt es in so vielfältigen Variationen, dass es unmöglich ist, alle zu erwähnen. Jeder Mitarbeiter im OP muss die Klemmen mit der Bezeichnung, die üblich ist, kennen und anhand der Zahnung erkennen können, für welchen Einsatz sie konzipiert wurden.

Neben den genannten Klemmen gibt es speziell für besonderes Gewebe entwickelte Zangen, wie für parenchymatöses Gewebe, für Serosa oder derbes Gewebe wie den Uterus, wie auch zur Fremdkörperentfernung. Es gibt sie mit den unterschiedlichsten Maulprofilen, mit Spitzen oder Zähnen. Die gebräuchlichsten werden im Folgenden vorgestellt.

3.1.5 Organfasszangen

Um bestimmte Organe fest greifen zu können, gibt es entsprechende Instrumente. Häufig werden sie nach dem Organ benannt, das sie fassen sollen, wie die Gallenblasenfasszange oder die Lungenfasszange.

Diese Zangen sind häufig rund, oval oder dreieckig gefenstert, um dem Operateur jederzeit den Durchblutungszustand des gefassten Organs anzeigen zu können. Die Riefelung des Maulteils richtet sich nach dem Wunsch der Traumatisierung. Die Gallenblase wird in der Regel entfernt, wenn sie gefasst wurde, sodass eine anatomische Riefelung unproblematisch ist. Das Lungenparenchym wird, nachdem es gefasst wurde, bei Bedarf wieder freigegeben und muss weiter gut durchblutet bleiben, sodass hier eine atraumatische Riefelung zum Einsatz kommen muss, denn sie soll sicher fixieren, ohne durchblutetes Gewebe zu zerstören.

In vielen Abteilungen wird bei der Anforderung nur die Kurzform gewählt: „GaBlaFa" für Gallenblasenfasszange (Abb. 3.10a) oder nur der Name des Organs genannt, z. B. „Bronchus" (Abb. 3.10b). Manche Strukturen können nur mit chirurgischen, gezahnten Fasszangen gehalten werden, da sie so derb sind, dass eine Zange ohne Zähnchen nicht fest fixieren könnte. Dann kommen scharfe Fasszangen zum Einsatz, entweder spitz-spitz wie die Hakenzange nach **Schröder** (Abschn. 4.4) oder mit zwei bis vier Zähnen, die scharf ineinander greifen, wie die Hakenzange nach **Museux** (Abb. 3.10c).

Hat die Zange nur ca. fünf kleine Zähnchen und ist im Maul breit wie die Fasszange nach **Allis** (Abb. 3.10d), kann sie z. B. zum Offenhalten des Darms eingesetzt werden, bevor ein Stapler eingeführt wird. Um den Magen oder die Lunge anzuklemmen, ist die Zange nach **Babcock** verwendbar, da sie Muskulatur besser greifen kann (Abb. 3.10e). Im Rahmen der MIC (Abschn. 4.2) wird diese Zange gern zur Fundoplicatio-Operation eingesetzt.

Im täglichen Gebrauch fällt es oft schwer, die einzelnen Instrumente zu benennen. Vielfach werden alle dreieckig-gefensterten Klemmen als „**Duval**"-Klemme bezeichnet, aber zu beachten ist die Zahnung, die bei gleichnamigen Instrumenten unterschiedlich ausfallen kann. Das kann

Abb. 3.10 (a) **Gallenblasenfasszange nach Doyen (oder nach Collin).** (Fa. Aesculap AG, mit freundlicher Genehmigung). (b) **Lungenfasszange nach Collin.** (Fa. Aesculap AG, mit freundlicher Genehmigung). (c) **Organfasszange nach Museux.** (Fa. Aesculap AG, mit freundlicher Genehmigung). (d) **Gewebefasszange nach Allis.** (Fa. Aesculap AG, mit freundlicher Genehmigung). (e) **Lungenfasszange nach Babcock.** (Fa. Aesculap AG, mit freundlicher Genehmigung). (f) **Rektumanastomosen-Klemme nach Lloyd-Davis.** (Fa. Aesculap AG, mit freundlicher Genehmigung). (g) **Gallensteinzange nach Blake.** (Fa. Aesculap AG, mit freundlicher Genehmigung)

zu Verwirrung führen, deshalb ist immer darauf zu achten, welche Klemme speziell benötigt wird.

Fasszangen werden gerade, gewinkelt oder gebogen angeboten und die Länge der Branchen muss der Tiefe des Situs angepasst sein. 90°-gewinkelte Klemmen mit einer atraumatischen Riefelung eignen sich z. B. um das Rektum im kleinen Becken abzusetzen, ohne die ohnehin schwierige Sicht zu behindern oder um das Duodenum bei einer Magenresektion abzusetzen (Abb. 3.10f). Auch in der Gynäkologie werden 90°-Klemmen eingesetzt. Der Name dieser Klemme kann unterschiedlich sein.

Diese oder ähnlich aufgebaute Klemmen sind auch bekannt als Klemme nach **Götze** oder nach **Wertheim**.

Zangen, die zur Bergung eines Steins oder eines Fremdkörpers eingesetzt werden, sind dem Fremdkörper entsprechend geformt (Abb. 3.10g). Um einen Splitter zu entfernen, muss das Maul sehr spitz zulaufen, um einen Stein zu bergen sollte das Maul löffelförmig sein, entweder gefenstert oder geschlossen. Bei Steinfasszangen kommt hinzu, dass sie häufig keine Verschlussraster haben, sondern der Größe des Fremdkörpers entsprechend manuell geschlossen werden.

Instrumentation

Fasszangen werden immer entsprechend des Organs oder des Fremdkörpers angereicht und entsprechend dem Verwendungszweck. Es muss klar sein, ob ein atraumatisches, ein anatomisches oder ein chirurgisches Profil benötigt wird.

Fasszangen werden immer geschlossen angereicht. Gerade Zangen werden am Maul gefasst und schräg mit der Spitze zum Patienten angereicht, gewinkelte und gebogene Zangen so, dass die Spitze des Instruments über dem Zeigefinger des Instrumentanten zu liegen kommt, sofern der Chirurg gegenüber steht. Die Biegung der Branchen folgt beim Einsatz der Form des Organs.

3.1.6 Haken

Um das Operationsgebiet so weit offen halten zu können, dass der Chirurg das Erfolgsorgan errei-

chen kann, werden verschiedene retrahierende Instrumente benötigt, die Wundhaken. Entsprechend der Schicht, die beiseite gehalten werden muss, sind diese Haken gestaltet. Sie sind scharf für das Subkutangewebe, stumpf für Muskel und Faszie, rund für die Bauchdecke, breit, um Bauchorgane wie die Leber beiseite zu halten und dabei nicht zu verletzen, schmal und lang, wenn sie im kleinen Becken z. B. die Harnblase beiseite halten sollen. Nur wenn mit den Haken das Wundgebiet sicher offen gehalten werden kann, ist der Einsatz von Schere oder Skalpell gefahrlos möglich.

Haken haben einen Griff und einen Schaft, der zum sog. Arbeitsende, auch Blatt genannt, führt, das entsprechend abgerundet oder mit ein bis sechs Zinken ausgestattet ist. Die Griffe haben entweder eine geriefelte Fläche, damit sie fest gehalten werden können oder sie haben eine gefensterte Verdickung im Griff, an der Halt für den ziehenden Assistenten gegeben ist.

Ihre Länge entspricht dem Operationssitus. In der Tiefe des Bauchraums werden lange Haken benötigt, oberflächlich genügen kurze Varianten. Im Folgenden werden die gebräuchlichsten Haken vorgestellt. Die Namen der Wundhaken weisen häufig auf berühmte Chirurgen hin, aber auch hier gibt es viele Modifikationen, um die Instrumente an die sich verändernden chirurgischen Therapien anzugleichen.

Formen

Scharfe oder auch halbscharfe Haken kommen zum Einsatz, wenn sehr kräftiges Gewebe zurückgehalten werden soll und kein empfindliches Gewebe verletzt werden kann. Die Größe und die Anzahl der Zinken richten sich nach der Größe des Hautschnitts und der Menge des zu haltenden Gewebes. Zumeist werden sie anhand der scharfen Zähnchen benannt: Ein- oder 2-Zinker, scharfe Haken, 6-Zinker, alternativ werden sie als **Volkmann**-Haken bezeichnet.

Stumpfe runde Haken haben flache „Blätter" und können so Strukturen weghalten, ohne sie zu verletzen. Entsprechend des wegzuhaltenden Organs ist häufig die Benennung: Lidhaken (auch Venenhaken, Abb. 3.11a), Nervenhaken, Bauchdeckenhaken, Leberhaken. Dazu haben

Abb. 3.11 (**a**)
Wund- oder
Venenhaken, auch
Lidhaken genannt,
nach Masing. (Fa.
Aesculap AG, mit
freundlicher
Genehmigung). (**b**)
Roux-Haken. (Fa.
Aesculap AG, mit
freundlicher
Genehmigung). (**c**)
Langenbeck-Haken.
(Fa. Aesculap AG, mit
freundlicher
Genehmigung)

diese Haken häufig noch Eigennamen nach ihrem Gestalter, z. B. Bauchdeckenhaken nach **Fritsch**.

Beispielhaft im Grundinstrumentarium seien hier die **Roux**-Haken erwähnt, das sind doppelendige Haken, die immer paarweise vorhanden sein sollten (Abb. 3.11b). In der Regel gibt es sie in einem 3-fachen Satz in drei verschiedenen Größen, die sich im Instrumentensieb ineinander legen lassen. Beide Enden des Hakens sind unterschiedlich groß und so sehr variabel einsetzbar. Sie werden gern benutzt, um Muskulatur beiseite zu drängen.

Hier sei noch der Venenhaken nach **Kocher** genannt (kurz: **Kocher**-Haken), der oberflächlich oder in der Halschirurgie gern eingesetzt wird. Er ähnelt dem Lidhaken (Abb. 3.11a), ist jedoch etwas kräftiger.

Der Wundhaken nach Langenbeck ist ein winkelig gebogener Haken mit unterschiedlich breiten und unterschiedlich langen Blättern (Abb. 3.11c). In der Spitze sind die Haken noch einmal leicht umgebogen, das verhindert ein Abrutschen. Sie werden benutzt, um bei einem kleinen Zugang empfindliches Gewebe vorsichtig weghalten zu können. Ist der Haken vorn noch einmal deutlich abgewinkelt, heißt er Wundhaken nach **Langenbeck-Kocher**. Beide Formen gibt es unterschiedlich lang und breit.

Im Bauchraum werden die Haken länger und breiter, bleiben jedoch ausschließlich stumpf (Abschn. 4.1).

Instrumentation
Haken werden paarweise vorbereitet.

Abb. 3.12 (**a**) **Anreichen eines scharfen Hakens** (Foto: M.Liehn). (**b**) **Abnehmen eines scharfen Hakens** (Foto: M.Liehn)

▶ Die scharfen Instrumente werden grundsätzlich mit den Zinken nach oben auf dem Instrumentiertisch abgelegt, damit die Abdeckung des Tisches nicht perforiert wird!

Beim Anreichen muss auf jeden Fall bedacht werden, dass für niemanden eine Verletzungsgefahr entsteht (Abb. 3.12a). Diese Haken werden immer von oben gefasst, mit den scharfen Zinken nach unten zum Patienten, sodass die Hand des Instrumentanten nach oben weggehen kann, sowie der Operateur das Instrument übernommen hat. Auch die Abnahme erfolgt hauptsächlich unter Sicherheitskriterien, denn diese Haken sind sehr scharf (Abb. 3.12b).

Beim Anreichen der stumpfen Haken zeigt das Blatt in den OP-Situs, der Haken wird entweder von oben gefasst oder am Blatt gegriffen. Der Operateur kann problemlos den Griff fassen und den Haken platzieren. Wird der Haken gleich dem Assistenten angereicht, muss der Griff dann zum Assistenten und nicht zum Operateur zeigen.

Werden die Haken dem Operateur abgenommen, müssen die scharfen Haken ebenfalls von oben gefasst werden. Manche Chirurgen drehen vorsichtshalber die Haken beim Abgeben um, sodass der Griff zum Instrumentanten zeigt. Dann ist darauf zu achten, ob der Arzt von oben oder von unten den Griff gefasst hält (greift er von unten an den Griff, können beim Abnehmen die scharfen Zinken den Handschuh, schlimmstenfalls die Hand, verletzen).

3.1.7 Sperrer/Spreizer/Haltesysteme

Um den Situs offen zu halten, wenn z. B. kein Assistent zur Verfügung steht oder dieser für andere Tätigkeiten benötigt wird, können selbsthaltende Sperrer eingesetzt werden. Entweder haben sie eine Vorrichtung, die ein Spreizen in unterschiedlich einstellbaren Stellungen erlaubt oder sie werden in Rahmen eingehängt, dann sind es zumeist aus mehreren Teilen bestehende Systeme.

Im oberflächlichen Gebrauch werden gern Wundspreizer benutzt, diese werden je nach Anwendung scharf oder stumpf vorbereitet. Nach der Eröffnung der Wunde werden die beiden Blätter eingesetzt und das Instrument in der gewünschten Stellung fixiert. Wie schon bei den Haken erwähnt, werden in der Tiefe des Bauchraums keine scharfen Spreizer benutzt (Abb. 3.13a–d).

Sperrer gibt es gerade oder im Griff gebogen oder mit einem Gelenk pro Seite, sodass ein variables Biegen nach oben oder unten möglich ist und der Griff des Sperrers den Operateur nicht behindert. Bei manchen Eingriffen werden die Blätter des Sperrers unterschiedlich sein, in der Größe wie auch in der Form. Die Fixierung erfolgt entweder durch feststellbare Raster oder mittels einer Feststellschraube.

Für die Bauchchirurgie gibt es viele selbsthaltende Systeme, bei denen entweder in einen freien Ring unterschiedlich große Blätter (auch Valven genannt) eingehängt werden (**Kirschner**-Rahmen (Abb. 3.14b), **Semm**-Halter, **Gollig-**

Abb. 3.13 (**a**) **Wundspreizer nach Irwin, scharf.** (Fa. Aesculap AG, mit freundlicher Genehmigung). (**b**) **Wundspreizer nach Adson mit Gelenk.** (Fa. Aesculap AG, mit freundlicher Genehmigung). (**c**) **Wundspreizer** **nach Plester.** (Fa. Aesculap AG, mit freundlicher Genehmigung). (**d**) **Wundspreizer nach De Bakey.** (Fa. Aesculap AG, mit freundlicher Genehmigung)

Abb. 3.14 (**a**) **Bauchdeckenhalter nach Balfour.** (Fa. Aesculap AG, mit freundlicher Genehmigung). (**b**) **Kirschner-Rahmen.** (Fa. Aesculap AG, mit freundlicher Genehmigung)

her-, **Balfour**- (Abb. 3.14a), **Gosset**-Rahmen) oder es wird unter sterilen Kautelen am Operationstisch ein Rahmensystem fixiert, in welches dann variable Blätter eingehängt werden können.

Der selbsthaltende **Kirschner**-Rahmen besteht aus 5 Teilen: Rahmen und 4 Valven (Abb. 3.14b). Der Grundrahmen ist starr und die vier Valven werden dem Ausmaß des Operationsfelds ent-

sprechend am Grundrahmen befestigt. Die Valven sind gebogen, um die Bauchdecke zu umfassen und das Operationsgebiet offen zu halten. Der Handgriff der Valven hat mehrere kleine Haken, um in unterschiedlichen Spannungsvarianten in den Grundrahmen eingespannt werden zu können. Soll das Rahmengestell eher rund sein, gibt es ein ähnliches System nach **Semm** oder **Denis-Brown**.

Als Beispiel für universell einsetzbare selbsthaltende Systeme, die es von vielen Herstellern in vielfältigen Variationen gibt, sei hier nur das UNITRAC (Fa. Aesculap) genannt, das durch Gelenkverbindungen jede Retraktion erlaubt und in das unterschiedlichste Valven eingespannt werden können.

Um im kleinen Becken zu operieren, werden Haltesysteme benötigt, die nach kranial offen sind und in die nach dorsal ein Blasenhaken eingespannt werden kann (Abb. 3.14a).

Für den Zwischenrippenraum wurden Rippensperrer entwickelt, die durch einen Schraubmechanismus langsam gespreizt werden können, um eine Rippenfraktur beim Spreizen zu verhindern (z. B. nach **Finochietto**, Abb. 3.15a). Hier können Sperrer mit fixierten Valven oder mit auswechselbaren Blättern zum Einsatz kommen.

Alternative Thoraxsperrer gibt es nach **Tuffier**, **Haight** oder nach **De Bakey**. Auch der sog. „**Mercedes**-Sperrer" mit auswechselbaren Blättern wird vielfach eingesetzt (Abb. 3.15b).

Es gibt unendlich viele Systeme, die hier nicht alle genannt werden können. Wichtig ist zu unterscheiden, ob der Rahmen am OP-Tisch fixiert wird oder frei zusammengestellt werden kann.

Instrumentation

Es muss im Vorfeld bekannt sein, welches Rahmensystem benötigt wird, damit nicht umsonst Container geöffnet werden müssen. Die Systeme sind häufig sehr umfangreich und damit sehr schwer zu transportieren.

Angereicht wird bei allen Systemen immer zuerst der Rahmen ggf. mit den Fixationsschrauben für die OP-Tisch-Schienen. Dann kommen die passenden Blätter zum Einsatz, die entweder in den Rahmen eingehängt oder mit Schraubsystemen fixiert werden. In der Regel wird das Blatt entweder feucht angereicht oder mit einem feuchten Bauchtuch unterlegt, um das Wundgewebe zu schonen.

Selbsthaltende Wundspreizer werden an den Blättern gefasst, waagerecht gehalten und mit

a   b

Abb. 3.15 (**a**) **Thoraxsperrer nach Finochietto-Burford.** (Fa. Aesculap AG, mit freundlicher Genehmigung). (**b**) **Mercedes-Sperrer.** (Fa. Aesculap AG, mit freundlicher Genehmigung)

den Blättern zur Wundöffnung angereicht. Jeder Sperrer wird in geschlossenem Zustand angereicht.

3.1.8 Nadelhalter

Der Nadelhalter ähnelt in Aussehen und Aufbau einer Klemme, ist aber **ausschließlich** dafür konstruiert, eine Nadel zu führen, um eine Naht zu legen.

Formen

Die Länge und die Form sind dem zu nähenden Gewebe angepasst. Dem entsprechen die Länge und die Form der Branchen, wie auch die Größe und die Form der Nadel. Nach dem Einspannen kann die Nadel im Maul arretiert werden und der Chirurg muss bei jedem Durchstich der Gewebeschicht den Verschluss öffnen, es gibt jedoch auch Nadelhalter ohne Arretierung. Diese sog. offenen Nadelhalter werden bevorzugt in der Zahn- und Mund-Kiefer-Gesichts-Chirurgie angewendet. Es gibt sie nach **Tönnis** (Abb. 3.16a) oder **Crile**.

Verschiedene Formen der Griffe bieten dem Operateur die Möglichkeit, entweder in die Ringe oder mit der Hohlhand um die Branchen zu greifen. Als Beispiel sei der Nadelhalter nach **Mathieu** (Abb. 3.16b) genannt, dessen Branchen sich mit ihrer Wölbung in die Hohlhand einfügen. Sie haben den Nachteil, dass sie viel Raum benötigen und deshalb nur für oberflächlich gut zugängliches Gewebe geeignet sind.

Die langen schmaleren Modelle z. B. nach **Hegar** (Abb. 3.16c) können auch in der Tiefe des Körpers leicht geöffnet und geschlossen werden. Vielfach haben diese Nadelhalter in ihrem Maul eine Hartmetalleinlage, die die Nadel festhält. Diese Einlage hat eine gekörnte Oberfläche, die Nadel rutscht nicht und dreht sich nicht. Als Kennzeichnung dieser Hartmetalleinlage gilt wieder der goldene Griff. Alternative Namen für Nadelhalter sind u. a. **Crile-Wood**, **Webster**, **Mayo**, **De Bakey**.

Maulprofil

Die Körnung im Maul der Nadelhalter ist unterschiedlich grob oder fein, um durch unterschiedlich große Nadeln nicht die Körnung zu zerstören. Daraus resultiert, dass das Pflegepersonal/OTA den korrekten Nadelhalter für die entsprechende Nadelgröße aussuchen muss (Abb. 3.16d, e).

Abb. 3.16 (**a**) **Nadelhalter nach Tönnis.** (Fa. Aesculap AG, mit freundlicher Genehmigung). (**b**) **Nadelhalter nach Mathieu.** (Fa. Aesculap AG, mit freundlicher Genehmigung). (**c**) **Nadelhalter nach Hegar.** (Fa. Aesculap AG, mit freundlicher Genehmigung). (**d**) **Nadelhalter** nach Jakobson 1: mit Sperre. (Fa. Aesculap AG, mit freundlicher Genehmigung). (**e**) **Nadelhalter nach Jakobson 2: ohne Sperre.** (Fa. Aesculap AG, mit freundlicher Genehmigung). (**f**) **Nadelhalter nach Castroviejo.** (Fa. Aesculap AG, mit freundlicher Genehmigung)

Die feinste Körnung wird empfohlen für die Nahtmaterialstärke 6-0 bis 10-0, die mittlere Körnung für 4-0 bis 6-0, die grobe Körnung ab 3-0 Durchmesser. Mikronadelhalter, die benutzt werden für Nadel-Faden-Kombinationen ab der Stärke 9-0 haben keinerlei Profil.

Aber auch hier setzen sich Hartmetalleinlagen mit Profil durch (Abb. 3.16f).

Instrumentation

Für den Instrumentanten gilt beim Einspannen von Nadeln oder Nadel-Faden-Kombinationen im Nadelhalter, dass die Größe des Nadelhalters und entsprechend die Körnung des Maulprofils an die Größe der Nadel angepasst werden muss. Auch wie weit der Verschluss der Arretierungsraster eingerastet werden muss, resultiert aus der Größe der Nadel.

Wird eine runde Nadel mit einem dünnen Körper, der für Darm- oder Gefäßnähte geplant ist, in einen Nadelhalter mit Verschlussraster eingespannt, darf die Arretierung nur über ein Raster gehen, damit der Nadelkörper nicht durch den Druck der Mäuler verbogen wird. Wird eine große Nadel für Muskulaturnähte in ein zu kleines Maul eingespannt, wird die Körnung zerstört, die Nadel hat keinen Halt während des Durchstechens und die Arbeitsenden des Nadelhalters können unter dem zu großen Druck brechen.

Eine Nadel wird in der Regel im Übergang vom hinteren Drittel zum mittleren Drittel des Nadelkörpers in den Nadelhalter eingespannt, sodass der rechtshändige Operateur in den Rundkörper einsehen kann und die Nadelspitze nach links zeigt (Abb. 3.17a). Beim linkshändigen

Abb. 3.17 (a) **Einspannen einer Nadel für den rechtshändigen Operateur** (Foto: M.Liehn). (b) **Einspannen einer Nadel für den linkshändigen Operateur** (Foto: M.Liehn). (c) **Anreichen eines vorbereiteten Nadelhalters** (Foto: M.Liehn)

Operateur ist die Nadelspitze nach rechts zeigend eingespannt (Abb. 3.17b).

Der Instrumentant reicht dem Operateur den vorbereiteten Nadelhalter so an, dass die Öffnung der Nadel vom Chirurgen einzusehen ist und ohne Verzögerung eingestochen werden kann (Abb. 3.17c). Dabei muss vorher bedacht werden, ob der Operateur Rechts- oder Linkshänder ist. Des Weiteren ist zu bedenken, ob der Instrumentant neben dem Operateur oder ihm gegenüber steht.

Das Fadenende wird dem Assistenten in die Hand gegeben oder selbst so lange geführt, bis der Operateur den ersten Knoten legt. Damit wird verhindert, dass sich der Faden verfängt und durch den ungeplanten Ruck Gewebe zerstört wird. Wenn der Faden in eine Nadel eingefädelt ist, wird damit gleichzeitig verhindert, dass der Faden aus dem Öhr ausgefädelt wird. Der Nadelhalter wird an der Branche zwischen Nadel und Schlussteil gefasst und angereicht, sodass der Operateur in die Ringe greifen kann.

Manche Operateure bevorzugen in schlecht zugänglichen Körperbereichen gebogene oder gewinkelte Nadelhalter. Als Richtlinie des Einspannens gilt dann ausschließlich die Biegung des Mauls. Häufig bekommt der Assistent ein Instrument, um die durchgestochene Nadel durch das Gewebe zu ziehen oder zu sichern. Zumeist ist das ein leerer Nadelhalter, der auch als **Nadelfänger** oder „**lediger**" Nadelhalter bezeichnet wird.

Viele Nahtmaterialhersteller bieten Multipacks an, an deren Fäden die Nadel so befestigt ist, dass sie mit einem kleinen Ruck vom Faden getrennt werden kann (Abreißnadel, CR = Controlled release, Fa. Ethicon). Wird dieses jedoch mit einer nicht vorbereiteten Nadel-Faden-Kombination versucht, dreht sich die Nadel im Nadelhalter und nutzt die Hartmetalleinlage bzw. die Fixationsriefelung so stark ab, dass im Folgenden die Nadeln nicht mehr gut in ihrer Position gehalten werden können und sich beim Durchstechen des Gewebes drehen. Eine kostenintensive Reparatur ist dann unumgänglich.

3.1.9 Unterbindungsnadel

In einigen Fällen kommt die Unterbindungsnadel nach **Deschamps** zur Anwendung (Abb. 3.18a). Sie hat an der Spitze ein einfaches Öhr, in welches die Ligatur eingefädelt wird. Dieses Instrument gibt es für Rechts- wie auch für Linkshänder, in der Regel ist das Rechtshänderinstrument für alle nutzbar.

Abb. 3.18 (**a**) **Deschamps.** (Fa. Aesculap AG, mit freundlicher Genehmigung). (**b**) **Kocher-Rinne.** (Fa. Aesculap AG, mit freundlicher Genehmigung). (**c**) **Payr-Sonde.** (Fa. Aesculap AG, mit freundlicher Genehmigung)

Die Ligatur wird von innen nach außen in das Öhr gefädelt, damit ohne ungewollte Knotenbildung die Unterbindungsnadel entfernt werden kann und die Ligatur unter der Struktur zu liegen kommt. Sie wird dann mit der Hand geknotet.

Häufig wird der Dechamps in Kombination mit einer Hohlsonde oder Rinne angewendet. Dazu wird die Sonde unter das zu ligierende Gewebe geschoben und die Hohlrinne dient als Führung für den Deschamps. Dabei schützt sie die darunter liegenden Strukturen (Blutgefäße, Nerven etc.) vor Verletzungen. Der Deschamps wird rechts und links des zu unterbindenden Gefäßes mit einem Faden über die Hohlrinne unter das Gefäß geschoben und dieses dann distal und proximal unterbunden. Auf der liegenden Hohlrinne kann das Gefäß dann mit einer Präparierschere oder einem Skalpell durchtrennt werden, auch dabei schont die Rinne das darunter liegende Gewebe. Diese Hohlrinnen gibt es nach **Kocher** (Abb. 3.18b), **Kirschner** und nach **Payr** (Abb. 3.18c).

In der Traumatologie wird ein ähnliches Instrument angewendet, um Stahldraht für eine Cerclage um einen Knochen herumzuführen (Abschn. 4.3), diese Unterbindungsnadel ist dem Knochen entsprechend größer.

Instrumentation

Nach dem Einfädeln und Anreichen der Hohlsonde, die waagerecht in die Hand des Operateurs gelegt wird, wird der Deschamps diagonal so angereicht, dass das Instrument an der Biegung unter dem Öhr gefasst wird und somit auch beide Ligaturenden gegriffen werden, damit sie nicht auf dem Weg zur Hohlrinne aus dem Deschamps gleiten. Während der Assistent den angereichten Faden knotet, erhält der Operateur eine weitere in die Unterbindungsnadel eingefädelte Ligatur. Nach dem Legen und Knoten beider Fäden wird eine Schere oder ein Skalpell angereicht. Das Gewebe wird in der Führung der Sonde durchtrennt, danach werden die Ligaturen abgeschnitten.

Es sollten immer zwei Deschamps vorbereitet sein, da das Einfädeln Zeit benötigt. Die Reihenfolge des Anreichens und des Abnehmens kann variieren, da manchmal eine Unterbindung ausreicht. Zu bedenken ist, dass das Körpergewebe mit einer anderen Schere durchtrennt werden sollte, als für das Abschneiden der Ligaturen benötigt wird (Abschn. 3.1.3). Durch die Benutzung von Einzelclipstaplern ist die Verwendung von Rinne und Deschamps in den Hintergrund getreten.

Spezialinstrumente

4

Margret Liehn und Hannelore Schlautmann

Inhaltsverzeichnis

4.1	**Abdominalchirurgie**	40
4.1.1	Bauch	40
4.1.2	Ösophagus	41
4.1.3	Magen	42
4.1.4	Darm	43
4.1.5	Milz	44
4.1.6	Leber/Galle	44
4.1.7	Pankreas	45
4.1.8	Klammernahtinstrumente (Stapler)	45
4.2	**MIC-Instrumente**	47
4.2.1	Trokare	48
4.2.2	Optik	48
4.3	**Knocheninstrumente**	53
4.3.1	Raspatorium	54
4.3.2	Elevatorium und Knochenhebel	55
4.3.3	Einzinker-Haken	56
4.3.4	Zahnarzthäkchen/Scharfer Löffel	57
4.3.5	Meißel und Hammer	57
4.3.6	Knochenzangen, Repositionszangen	58
4.3.7	Bohrsysteme	62
4.4	**Gynäkologische Instrumente**	64
4.4.1	Spekula	64
4.4.2	Dilatatoren	66
4.4.3	Küretten	67
4.4.4	Fasszangen	68
4.4.5	Schere	70
4.4.6	Gynäkologische Spezialinstrumente	70
4.5	**Urologische Instrumente**	72
4.5.1	TURP und TURB-Instrumente	72
4.5.2	Prostata und Blase	74
4.5.3	Nieren	74
4.6	**Gefäßchirurgische Instrumente**	75
4.6.1	Gefäßklemmen	76
4.6.2	Dissektoren	76
4.6.3	Scheren	78

© Springer-Verlag GmbH Deutschland, ein Teil von Springer Nature 2022
M. Liehn, H. Schlautmann, *1x1 der chirurgischen Instrumente*,
https://doi.org/10.1007/978-3-662-65028-8_4

4.6.4   Nerven- und Gefäßhäkchen 78
4.6.5   Tunnelator 79

4.7   **Mikroinstrumente** 79
4.7.1   Beispiele 80
4.7.2   Umgang 80

Zusätzlich zu den immer benötigten Grundinstrumenten hält jede chirurgische Disziplin ihre eigenen Spezialinstrumente vor. Im Folgenden werden einige wenige vorgestellt und erklärt. Auch hier kann kein Anspruch auf Vollständigkeit erhoben werden, hat doch jeder Operateur eigene Vorlieben, eigene Vorstellungen von Instrumenten und Wichtigkeit.

Jede OP-Pflegekraft/OTA ist gehalten, die in ihrer Einheit benutzten Instrumente zu kennen, ggf. im Instrumentenkatalog nachzuschlagen und das Handling zu erlernen.

4.1   Abdominalchirurgie

Um in der Bauchhöhle operieren zu können, müssen die Instrumente in der Länge und der Form der Tiefe des Situs entsprechen. Alle Regeln, die im Kapitel Grundinstrumentarium angesprochen wurden, gelten auch hier, die benannten Instrumente sind identisch, jedoch haben sie durch die angepasste Länge ein anderes Gewicht, was anfangs zu bedenken ist, die Instrumentation bleibt gleich.

▶ Auch hier ist immer zu bedenken, ob der Instrumentant dem Operateur gegenüber oder neben ihm steht, ob der Chirurg Rechts- oder Linkshänder ist.

Im Folgenden werden beispielhaft, den Bauchorganen zugeordnet, einige Spezialinstrumente vorgestellt.

4.1.1   Bauch

Nach der Eröffnung des Peritoneums ist es obsolet, scharfe Instrumente zu benutzen, die intraperitoneal liegende Organe verletzen könnten.

So werden scharfe Haken auf den Beistelltisch gelegt (mit den scharfen Zinken nach oben oder geschützt durch eine weitere Unterlage), in vielen Abteilungen werden auch die chirurgischen Pinzetten beiseitegelegt, da in der Regel mit anatomischen oder atraumatischen Pinzetten (Abschn. 3.1.2) weitergearbeitet wird.

Um eine ausgiebige Exploration zu ermöglichen, hebt der Assistent die Bauchdecken mit runden Haken an und hält sie beiseite, dass der Operateur den Situs ertasten kann (Abb. 4.1a).

Um die Leber atraumatisch beiseite halten zu können, werden sog. Leberhaken eingesetzt, die es in verschiedenen Längen gibt (Abb. 4.1b). Um das Organ zu schonen, wird ein gefaltetes, feuchtes Bauchtuch darunter gelegt.

Um Darmschlingen beiseite zu halten und zu schonen, werden Darmspatel benutzt (Abb. 4.1c), die feucht angereicht werden. Manche dieser Spatel sind aus biegbarem Material und werden manuell dem Situs angepasst. Teilweise haben sie eine geriefelte Auflagefläche, um dem Haken Halt zu geben.

Im kleinen Becken wird ein besonderer Winkel benötigt und fester Halt für den Assistenten. Dazu ist am Griff häufig ein Horn angebracht, der beim Ziehen als Widerlager für die Hand des Assistenten dient (Abb. 4.1d, e).

Gleichwertige Haken gibt es nach **Deaver**, **Tuffier**, **Doyen** oder **Reverdin**, die hier nicht abgebildet sind.

Instrumentation

Haken werden von oben gefasst und waagerecht angereicht, dabei zeigt das Blatt zum Patienten, der Griff zum Operateur (alternativ zum Assistenten). Die Haken können ebenfalls am Blatt gefasst und dann waagerecht angereicht werden.

Verbleiben Wundhaken länger im Situs, muss vermieden werden, dass sie mit dem zurück-

Abb. 4.1 (**a**) **Bauchdeckenhaken nach Fritsch.** (Fa. Aesculap AG, mit freundlicher Genehmigung). (**b**) **Leberhaken nach Mikulicz.** (Fa. Aesculap AG, mit freundlicher Genehmigung). (**c**) **Darmspatel nach Kader.** (Fa. Aesculap AG, mit freundlicher Genehmigung). (**d**) **Pelvishaken nach St. Marks.** (Fa. Aesculap AG, mit freundlicher Genehmigung). (**e**) **Wundhaken nach Körte.** (Fa. Aesculap AG, mit freundlicher Genehmigung)

gehaltenen Organ verkleben. Dazu werden sie feucht angereicht und bei Bedarf wird ein gefaltetes feuchtes Bauchtuch zwischen das Gewebe und den Haken gelegt. Dazu empfiehlt es sich, nur den Bereich des Bauchtuchs anzufeuchten, der mit dem Organ Kontakt hat.

Haken werden meist paarweise vorbereitet. Intraoperativ wird häufiger ein Wechsel der Wundhaken vorgenommen, um jederzeit dem Stadium der Operation Rechnung tragen zu können. Dann wird mit einer Hand der gebrauchte Haken abgenommen, während mit der anderen Hand der gewünschte Haken angereicht wird.

4.1.2 Ösophagus

Bei Ösophagusoperationen ist zu bedenken, dass nicht viel Zug auf das Organ ausgeübt wird, um nicht die ohnehin geringe Durchblutung zu minimieren. In der Regel wird der Ösophagus vor der Präparation angezügelt. Dazu wird mit einer gebogenen Präparationsklemme (z. B. nach Overholt, Kap. 3, Abb. 3.9a) die Speiseröhre unterfahren, der Overholt im Maul gespreizt. Zwischen die Maulenden wird ein angefeuchteter Gummi-

zügel gelegt und unter dem Organ durchgezogen. Die beiden Enden des Gummizügels werden mit einer Kocherklemme armiert, sodass dosierter Zug auf das Organ ausgeübt werden kann.

Soll der Ösophagus abgesetzt werden, kommt häufig eine abgewinkelte Klemme zum Einsatz, die angesetzt wird und durch ihren Winkel trotzdem die Durchtrennung ermöglicht, ohne zu viel Raum zu beanspruchen. Diese Klemme muss eine atraumatische Riefelung haben, da der abgeklemmte Bereich für die Anastomose benötigt wird. Der Ösophagus muss fest angeklemmt werden, da sich durch den Muskelzug der verbleibende Rest stark zusammenzieht.

Diese Art der Klemme wird auch für die Rektumamputation benutzt, deshalb heißt sie auch Rektumklemme (Abb. 4.2). Wichtig ist ein ca. 90 °-Winkel, der das Arbeiten erleichtert.

Alternative Klemmen sind die nach **Götze**, **Morris** oder **Resano**, die hier nicht abgebildet werden.

Instrumentation

Die Klemme wird geschlossen angereicht. Sie wird an ihrem Arbeitsteil gefasst und mit dem einsehbaren Winkel angereicht. Der Operateur greift in die Ringe und kann so die Klemme sofort platzieren. Im Anschluss wird das Organ durchtrennt, entweder mit einem Skalpell oder einer Schere, die sofort im Anschluss angereicht wird.

4.1.3 Magen

Offen durchgeführte Magenoperationen werden immer seltener, da die konservativen wie auch die endoskopischen und minimal- invasiven Therapien gute Erfolge erzielen. Einige Instrumente sind trotzdem zu nennen, zumal sie in der minimal- invasiven Therapie mit identischen Maulformen angeboten werden.

Um den Magen anzuklemmen, werden Organfasszangen (Abschn. 3.1.5) angewendet. Da die Muskulatur sehr stark ausgeprägt ist, muss diese Klemme entsprechend greifen können. Die Gewebezange nach **Babcock** hat eine atraumatische Riefelung und ist im Maulteil gebogen, um Platz für die Magenwand zu bieten (Abb. 4.3a). Auch die Gewebezange nach **Lockwood** ist hier einsetzbar, durch ihre leichte Zahnung greift sie fest und rutscht nicht von der muskulösen Magenwand ab (Abb. 4.3b).

Abb. 4.2 **Rektumklemme nach Lloyd-Davis.** (Fa. Aesculap AG, mit freundlicher Genehmigung)

Abb. 4.3 (**a**) **Gewebezange nach Babcock.** (Fa. Aesculap AG, mit freundlicher Genehmigung). (**b**) **Gewebezange nach Lockwood.** (Fa. Aesculap AG, mit freundlicher Genehmigung). (**c**) **Darmklemme nach Hartmann.** (Fa. Aesculap AG, mit freundlicher Genehmigung). (**d**) **Darmklemme nach Kocher.** (Fa. Aesculap AG, mit freundlicher Genehmigung). (**e**) **Magenklemme nach Scudder.** (Fa. Aesculap AG, mit freundlicher Genehmigung)

Zum Absetzen des Magens kommen in der Regel Klammernahtinstrumente zur Anwendung (Abschn. 4.1.8). Aber auch Klemmen stehen zur Verfügung. Dabei ist zu bedenken, dass an das Resektat eine harte Klemme angebracht wird (z. B. Darmklemme nach **Hartmann** oder **Kocher**, Abb. 4.3c, d) und an den Anteil des Magens, der anastomosiert werden soll, eine weiche, atraumatische federnd schließende Klemme, die die magenwandversorgenden Gefäße nicht zerstört (Abb. 4.3e).

Vergleichbare Klemmen werden angeboten nach **Mayo**, **Moynihan** oder **Doyen**, sie werden hier nicht abgebildet.

Instrumentation

Alle Hinweise, die für Organfasszangen gegeben wurden (Abschn. 3.1.5) gelten auch für die Gewebeklemmen nach **Lockwood** oder **Babcock**.

Bei der Instrumentation einer Magenresektion muss der Instrumentant erkennen, welche Klemme gefordert ist, ob eine harte oder eine weiche Klemme angesetzt werden muss. Die Klemme wird jeweils am Maulteil gegriffen und geschlossen angereicht. Dabei wird das Instrument diagonal so gehalten, dass das Maul zum Magen zeigt, wenn der Operateur in die Ringe greift.

Vielfach werden an der Anastomosenlinie Haltefäden vorgelegt, die als Ecknähte weiterbenutzt werden können. Diese Haltefäden werden gelegt und mit einer **Mosquito**-Klemme (Abb. 3.7e) armiert. Soll der Faden als Ecknaht zur Verfügung stehen, bleibt die Nadel am Faden, ansonsten wird sie entfernt.

Vor der Durchtrennung wird der Magen mit feuchten Bauchtüchern umlegt, um bei der Durchtrennung eine mögliche Kontamination des Bauchraums mit ggf. austretendem Mageninhalt zu vermeiden. Nach dem Ansetzen der Klemmen wird der Magen durchtrennt. Hier kann ein Skalpell genutzt werden, manche Chirurgen bevorzugen eine Schere, aber auch die Anwendung eines monopolaren Messers ist möglich. Bei der Anwendung von Klammernahtinstrumenten kann die Umlegung entfallen, da die Klammern den Magen verschließen.

4.1.4 Darm

Für Darmresektionen gelten die gleichen Richtlinien wie für die Magenresektionen. Die Darmserosa muss während der gesamten Operation feucht gehalten werden, dazu werden körperwarme feuchte Bauchtücher angereicht.

Darmklemmen werden auch in harte und weiche Klemmen unterschieden, wobei zu beachten ist, dass an das Resektat harte Klemmen angesetzt werden und an dem zu anastomosierenden Anteil weiche, federnde Klemmen benötigt werden, um eine gute Durchblutung der Anastomose zu gewährleisten. Der Darm wird zwischen den Klemmen mit einem Skalpell oder einer Schere durchtrennt. Zum Schutz des umliegenden Gewebes werden feuchte Bauchtücher um den Darm gelegt, um bei ggf. austretendem Darminhalt die Umgebung vor Kontamination zu schützen.

Neben den Darmklemmen nach **Kocher** oder **Hartmann** (Abb. 4.3d) kommt hier die **Satinsky**-Klemme, (Kap. 3, Abb. 3.8b) sowie eine 90 °-Klemme zur Anwendung. Die weichen Darmklemmen (z. B. nach **Kocher**) werden zusätzlich häufig zum Schutz der Serosa mit einem Baumwollschlauch überzogen. Dann ist es auf jeden Fall erforderlich, die Klemmen vor der Anwendung anzufeuchten!

Da im Rahmen der **Fast-track-Chirurgie** oder in der Notfallchirurgie nicht immer der Darm der Patienten gesäubert ist, legen viele Chirurgen Wert darauf, die Darmenden nach der Resektion und vor der Anastomose mit einem in Desinfektionsmittel getränkten Stieltupfer zu reinigen. Hier kommt keinesfalls ein alkoholisches Präparat zur Anwendung, sondern in der Regel ein jodhaltiges Desinfektionsmittel.

In der Rektumchirurgie ist zu bedenken, dass im kleinen Becken die Möglichkeiten der Instrumentenbewegungen eingeschränkt sind und deshalb sehr lange Hakensysteme und bei Bedarf auch lange Präparierinstrumente vorgehalten werden müssen, teilweise mit mehrfachen Biegungen in den Branchen. Um problemlos präparieren zu können, sind die Schere (Abb. 4.4a) und auch der Nadelhalter (Abb. 4.4b) ggf. im Maul oder auch im Griff stark gebogen oder sie haben ein zusätzliches Gelenk.

Abb. 4.4 (**a**) **Rektumschere nach Müller, S-förmig.** (Fa. Aesculap AG, mit freundlicher Genehmigung). (**b**) **Nadelhalter nach Müller.** (Fa. Aesculap AG, mit freundlicher Genehmigung)

Instrumentation

Für die Anwendung der Darmklemmen gelten alle schon angesprochenen Kriterien. Der Instrumentant kennt den Ablauf, die Namen der Instrumente und die Reihenfolge des anzureichenden Materials. Im Zweifelsfall werden die Instrumente vor dem Gebrauch angefeuchtet.

Bei zusätzlich abgebogenem Maul oder S-förmigem Griff muss die Biegung des Mauls bei der Anwendung der Form des Organs folgen. Zur Abdeckung zum Schutz der feuchten Schleimhäute wird körperwarme Spüllösung vorgehalten.

4.1.5 Milz

Die Entfernung der Milz kommt nur noch in Frage, wenn alle anderen Therapiemöglichkei-

ten scheiterten oder im Falle eines Traumas eine Milzerhaltung nicht möglich ist. Dann werden Klemmen für den Milzhilus benötigt, die durch ihre Krümmung nicht die Sicht auf den Situs verstellen, z. B. die **Satinsky**-Klemme (Kap. 3, Abb. 3.8b). Zu bedenken ist, dass das Organ sehr stark blutet wenn es verletzt ist, sodass die Instrumentation zügig ablaufen und der Sauger funktionsfähig sein muss.

Bei Erhaltung des Organs trotz Einriss und Blutung müssen Blutstillungsmöglichkeiten bereitgehalten werden, wie z. B. kontaktfreie Koagulation, Fibrinkleber, Organtaschen (Netze) aus resorbierbarem oder teilresorbierbarem Material und/oder die Möglichkeit der Infrarotkoagulation. Hier sollten bei der Vorbereitung die OP-internen Standards eingesehen werden.

4.1.6 Leber/Galle

Die Entfernung der Gallenblase erfolgt standardisiert über einen minimal-invasiven Zugang (Abschn. 4.2). In Ausnahmefällen muss auf die konventionelle Methode konvertiert werden, dann müssen besondere Instrumente bereitgehalten werden.

Neben den Leberhaken und ggf. einem Darmspatel nach **Kader** (Abb. 4.1c) müssen eine Gallenblasenfasszange (Kap. 3, Abb. 3.10a), eine Präparierschere sowie eine längere anatomische Pinzette und Ligaturklemmen nach **Overholt** vorgehalten werden. Muss der Ductus choledochus revidiert werden, wird ein Stichskalpell benötigt und eine gewinkelte Schere (z. B. nach **Potts de Martell**, Kap. 3, Abb. 3.5e) um die Stichinzision zu erweitern.

Zum Entfernen von ggf. vorhandenen Steinen im Gallengang gibt es verschiedene Möglichkeiten. Über einen Fogarty-Katheter können Steine entfernt werden, aber auch biegbare Löffel (nach **Körte**) oder Steinfasszangen können hilfreich sein (Abb. 4.5). Diese haben keine Arretierung, damit Steine unterschiedlichen Kalibers gegriffen und aus dem Gang entfernt werden können.

Instrumente zur Erweiterung der Papilla Vateri (Dilatatoren) oder zum Anlegen einer T-Drainage in den Ductus choledochus (T-Drainage, gerade

Abb. 4.5 Steinfasszange nach Blake. (Fa. Aesculap AG, mit freundlicher Genehmigung)

Schere, dünnes Nahtmaterial) kommen nur noch sehr selten zur Anwendung. Einer Operation an der Leber liegt in der Viszeralchirurgie zumeist ein Tumor oder ein traumatisches Ereignis mit Ruptur und Blutung zugrunde.

Daraus resultiert, dass neben dem Grundinstrumentarium (Kap. 3) Haken und Haltesysteme vorgehalten werden, die dem Körperbau des Patienten in ihrer Länge entsprechen. Da bei Traumata mit großen Blutungen zu rechnen ist, müssen ausreichend Textilien und körperwarme Spüllösung bereitgehalten werden. Zu den langen Leberhaken und einem Haltesystem kommen Möglichkeiten der Blutstillung (Abschn. 4.1.5) in Frage, bei einer Teilresektion wird in der Regel ein Stapler angewendet werden (Abschn. 4.1.8). Um den Blutverlust gering zu halten, wird in der Regel ein Cell-Saving-System als Sauger benutzt, damit das abgesaugte Blut dem Patienten wieder infundiert werden kann.

Instrumentation
Für alle vorgenannten Instrumente gelten die schon besprochenen Regeln. Der Instrumentant kennt die Indikation sowie den geplanten Eingriff und kann dementsprechend die Instrumente

standardisiert vorbereiten. Bei traumatischen Rupturen muss mindestens ein Sauger bereitgehalten werden, genügend Bauchtücher und ausreichend Spülflüssigkeit. Manchmal wird die Blutstillung passager über ein „packing" erreicht, dann werden feuchtwarme Textilien für ca. 24 Stunden auf die Ruptur gelegt, um durch Kompression eine Blutstillung zu erreichen. Dabei ist auf die korrekte Dokumentation der **absichtlich** im Patienten verbleibenden Textilien zu achten.

Koagulation, mono- oder bipolar, wie auch kontaktfreie Argonkoagulation ist möglich, des Weiteren kann ein resorbierbares Netz zur Kompression angebracht werden. Ggfs. wird über das Ligamentum hepatoduodenale ein Tourniquét angelegt, um die Blutzufuhr gezielt zu drosseln (Pringle-Manöver). Eine Kompression des Gefäßes und die gezielte Verminderung der Blutzufuhr kann auch über eine **Satinsky**-Klemme erreicht werden.

4.1.7 Pankreas

Für Operationen am Pankreas werden Grund- und Laparotomieinstrumente benötigt. Zu bedenken ist, dass der Pankreassaft aggressiv ist, deshalb muss das umgebende Gewebe mit feuchten Bauchtüchern geschützt werden. Bei geplanter Resektion können Klammernahtinstrumente eingesetzt werden.

4.1.8 Klammernahtinstrumente (Stapler)

Aus der Abdominalchirurgie ist der Einsatz von Klammernahtinstrumenten nicht mehr wegzudenken, da die Klammernähte viele Vorteile haben und die Rekonvaleszenz der Patienten z. B. nach Darmresektionen verkürzt wird. Der Druck auf die Darmwand wie auch die Durchblutungssituation der Wände ist konstant zuverlässig. Die mit einem Stapler angelegten Anastomosen gelten als gas- und wasserdicht.

Die meisten Firmen bieten die Stapler als Einweginstrumente an. Es gibt verschiedene Gerätetypen, deren Klammermagazine bei Bedarf nachgeladen werden können. Je nach Anwendungsgebiet werden 30, 60 oder 90 mm lange Magazine verwendet. Die Klammern bestehen aus Titan oder aus resorbierbarem Material. Im Magazin haben die Metall- Klammern eine U-Form und nach Auslösen des Klammernahtmechanismus werden sie zu einem liegenden „B" geformt. Durch diese Form ist die Durchblutung der Darmwände gewährleistet. Fast alle Staplermodelle werden auch für die endoskopische Anwendung hergestellt.

Es werden derzeit drei Gerätetypen unterschieden:

- **Lineare Stapler** (Abb. 4.6a)
  - Linear (linea: Linie) heißt gerade, „staple" (engl.) bedeutet Klammer. Ein lineares Klammernahtgerät setzt in gerader Linie Klammern und verschließt so ein Hohlorgan. Dabei kann der Schaft des Instruments gerade, gebogen oder abwinkelbar sein, der Arbeitsteil, in dem das Klammermagazin sich befindet, ist gerade und setzt

mindestens zwei Reihen Klammern parallel, die das Gewebe luft- und wasserdicht verschließen.
- **Lineare Cutter** (Abb. 4.6b)
  - (engl. „cut": schneiden) Diese Instrumente dienen dem Verschluss und der gleichzeitigen Durchtrennung einer Darmschlinge. Dadurch ist die Anlage einer Seit-zu-Seit-Anastomose möglich. Das Instrument klammert mit mindestens zwei parallel liegenden Klammerreihen und durchtrennt in einem zweiten Arbeitsgang mit einem integrierten Messer das Gewebe.
  - Die Stapler sind je nach Anwendungsgebiet zwischen 50 und 100 mm lang und je nach zu klammerndem Gewebe wird die Klammerlänge zwischen 2,5–4,8 mm ausgewählt.
- **Zirkuläre Stapler** (Abb. 4.6c)
  - (zirkulär: kreisförmig) Diese Instrumente dienen der Anlage einer End-zu-End-Anastomose, indem sie zwei Lumina klammern und die Klammerränder durch ein integriertes Messer exzidieren. Diese exzi-

Abb. 4.6 (**a**) **Linearer Stapler TX60.** (Fa. Ethicon, mit freundlicher Genehmigung). (**b**) **Linearer Cutter NTLC0.** (Fa. Ethicon, mit freundlicher Genehmigung). (**c**) **Zirkulärer Stapler CDH29A.1.** (Fa. Ethicon, mit freundlicher Genehmigung). (**d**) **Tabakbeutelklemme.** (Fa. Ethicon, mit freundlicher Genehmigung)

dierten Ringe müssen auf Vollständigkeit und Unversehrtheit geprüft werden, um Rückschlüsse auf die Qualität der Anastomose ziehen zu können. Gleichzeitig können diese Ringe histologisch untersucht werden, um Auskunft zu geben, ob die Resektionsränder tumorfrei sind.

– Dadurch, dass der Instrumentenkopf abnehmbar ist, kann intraoperativ die Anastomosenanlage erleichtert werden, z. B. kann so eine sehr tiefe Rektumanastomose durch Einknoten des Instrumentenkopfs in das Sigma und Einführen des Staplers über den Anus angelegt werden. Der Instrumentenschaft ist unterschiedlich ausgeprägt gebogen oder gerade. Die gebogenen lassen sich leichter einführen und gewährleisten eine bessere Übersicht. Das Ausmaß des Instrumentenkopfs bestimmt den Durchmesser der Anastomose (21–33 mm), die Klammern haben alle eine Länge von 5,5 mm.

– Bei den unterschiedlichen angebotenen Instrumenten kann teilweise der Verschlussdruck der Klammern manuell geregelt werden, sodass das Gewebetrauma individuell beeinflusst werden kann.

– Für die Anlage einer Anastomose mit dem Zirkulärstapler werden Tabakbeutelnähte benötigt, die das Einknüpfen des Instrumentenkopfs ermöglichen. Durch die Anlage einer Tabakbeutelklemme (Abb. 4.6d) ist die korrekte Anlage dieser Naht möglich.

Instrumentation

Jeder Instrumentant kennt die in seiner OP-Einheit verwendeten Klammernahtinstrumente und die vorgehaltenen Magazine. Es ist wichtig, die Instrumente vor dem Anreichen einsatzbereit zu machen, indem der Schutz entfernt und das Instrument ggf. mit dem gewünschten Klammermagazin bestückt wird. Da die Instrumente häufig erst direkt vor der Benutzung vom „Springer" bereitgestellt werden, um ein unnötiges Öffnen der teuren Instrumente zu vermeiden, muss die Vorbereitung schnell gehen und dementsprechend bekannt sein.

Die Stapler werden nach der Vorbereitung und dem Einführen des gewünschten Magazins am Magazin gefasst und mit dem Griff so angereicht, dass der Operateur an die Auslösegriffe fassen kann und der Instrumentenkopf auf das Operationsgebiet zeigt. Bei geplanter Analanastomose sollten Gleitgel, Darmrohr und bei Bedarf gefärbte Spüllösung bereitstehen.

4.2   MIC-Instrumente

Operationen mit minimal-invasivem Zugang sind in jeder operativen Disziplin zu erwarten. Das technische Equipment steht in der Regel auf einem Videowagen (Abb. 4.7) bereit, jeder Mitarbeiter im OP kennt die Geräte, ihre Funktionsweise und ihre häufigsten Fehlerquellen. Die Operation wird vom gesamten Team auf einem oder besser mehreren Bildschirmen verfolgt, die Positionierung dieser Monitore muss den ergonomischen Ansprüchen des gesamten Teams entsprechen. Gemäß **Medizinprodukte**-Durchführungsgesetz (MPDG)/MPBetreibV) ist

Abb. 4.7 Laparoskopieturm. (Aus Carus 2014)

jeder Mitarbeiter eingewiesen, diese technischen Geräte zu bedienen und alle Schläuche und Kabel, die vom Patienten zum Turm führen, korrekt anschließen zu können.

Die Zugänge zum Erfolgsorgan werden über Trokare gelegt, mittels einer an ein Kaltlicht angeschlossenen Optik werden tageslichtähnliche Verhältnisse geschaffen. Um Platz im Intraperitonealraum zu erhalten, wird angewärmtes Kohlendioxid (CO_2) insuffliert, das den Bauchraum aufbläht und so Arbeitsraum schafft. Die Insufflationsgeräte zeigen den Druck an, der im Intraperitonealraum herrscht, wie auch die Menge, die eingefüllt wird. Die Insufflationsgeschwindigkeit wird über den „flow" am Insufflator eingestellt.

4.2.1 Trokare

Der Trokar bietet den Zugang zum Operationsgebiet. Über ihn werden Instrumente und Optik eingeführt. Es gibt sie als Einweg- wie auch als Mehrweginstrument. Sie haben ein **Mandrin** oder auch **Obturator** genannt, der den Innenraum des Instruments während des Einführens füllt (Abb. 4.8a). Mandrins gibt es spitz und

Abb. 4.8 (a) 10-mm-**Trokar und Obturator.** (Aus: Carus 2014). (b) **Beispiel für einen Single Port.** (Aus: Carus 2014)

stumpf. Spitz, um die Gewebeschichten perforieren zu können, stumpf, wenn im Vorfeld schon offen über eine kleine Inzision der Zugang zum Intraperitonealraum geschaffen wurde. Der Obturator wird nach der Platzierung des Trokars entfernt und schafft so Platz für das geplante Instrument.

Entweder wird mit zwei bis fünf Trokaren gearbeitet oder ein einzelner am Nabel positionierter „Single Port" wird eingebracht (Abb. 4.8b), über den Instrumente und Optik (in der Regel drei Zugänge/ports) eingebracht werden können. Der Durchmesser der Trokare muss den benötigten Instrumenten entsprechen (5 mm, 10 mm, 12 mm), eine Möglichkeit der Insufflation bieten oder über Reduktionsmöglichkeiten das Einführen von kleiner kalibrigen Instrumenten ohne Gasverlust möglich machen.

Häufig wird der erste Trokar in halboffener Technik über eine kleine Inzision unter Sicht in den Intraperitonealraum gelegt und über diesen die Gasinsufflation vorgenommen. Diese Trokare haben eine abgerundete Spitze (**Hasson**-Trokar), um Verletzungen von Organen zu vermeiden. Für die Operation z. B. einer Leistenhernie gibt es Trokare mit Ballon, über den luftgefüllten Ballon kann eine Gewebedissektion vorgenommen werden.

4.2.2 Optik

Die Optik besteht aus dem trichterförmigen Okular mit Anschluss für das Kamerasystem, dem Anschluss für das Lichtleitkabel und dem Schaft, in dem das Linsensystem untergebracht ist (Abb. 4.9a). Trotz bestmöglicher Sicht sollte der Schaftdurchmesser so gering wie möglich sein, zumeist ist dies mit einem Stablinsensystem möglich, der sog. **Hopkins**-Optik. Der Durchmesser beträgt je nach Anwendung 2–3 mm (in der Kinderchirurgie), 5 mm und 10 mm.

Manchmal werden abwinkelbare Spitzen benötigt, dadurch verschlechtern sich jedoch die Sichtbedingungen. Die Blickrichtung, die die Optik ermöglicht, wird in Grad angegeben. Die 0 °-Geradeausoptik ermöglicht die direkte Sicht auf ein Organ, sie kann aber nicht verdreht

Abb. 4.9 (**a**) **Typische Sichtebenen von Optiken mit Stablinsensystem.** Der Öffnungswinkel beträgt immer 90 °, während es z. B. Modelle mit einer Sichtebene von 0 °, 30 ° und 70 ° gibt. Indikationsabhängig werden unterschiedliche Winkel gewählt. (Aus: Wintermantel und Suk-Woo 2009). (**b**) **10-mm-Optik.** (Aus Carus 2014). (**c**) **Lichtleiterkabel.** (Aus Carus 2014)

werden. 30 °, 70 ° und 90 °-Optiken sind sog. Winkeloptiken. Sie ermöglichen die Sicht auf Strukturen, die über eine direkte Aufsicht nicht erkennbar sind, deshalb wird ihnen in der Regel der Vorzug gegeben.

Vielfach ist in den Optiken ein CCD-Chip im distalen Ende der Optik enthalten, dadurch kann das Bild digital an den Monitor weitergeleitet

werden. Das Lichtleitkabel aus Fiberglasfasern, das an die Optik angeschlossen wird, sollte ausreichend lang sein, damit der Abstand zwischen unsterilem und sterilem Bereich sichergestellt werden kann.

Der Durchmesser des Kabels trägt entscheidend zur Qualität des Bildes auf dem Monitor bei und sollte bei einer 10-mm-Optik 5 mm Durch-

messer haben (Abb. 4.9b, c). Die Kamera bei
der MIC ist eine aufsetzbare Chip-Kamera, die
detailgenaue farblich korrekte Bilder liefert. Das
Kamerasystem ist verbunden mit der Möglichkeit der digitalen Aufnahme über einen Videore-
korder oder einen Videoprinter für die Erstellung
von Fotos.

Instrumentarium

Das in der MIC benötigte Instrumentarium entspricht im Maul den aus der konventionellen
Chirurgie bekannten Instrumenten. Da der Weg
aber durch die Trokare an das Erfolgsorgan führt,
müssen sie länger sein; häufig ist das Maul über
ein Rädchen am Griff zu drehen. Das Instrumentarium liegt als Einweg- und als Mehrweginstru-
mentarium vor.

MIC-Instrumente sind ca. 30 cm lange Hohlschaftinstrumente, Mehrweginstrumente müssen für die Aufbereitung zerlegbar sein. Auch
hier gibt es Fasszangen, Scheren, Dissektions-
instrumente, Klemmen, Nadelhalter und HF-
Elektroden für die mono- oder bipolare Koagulation, entsprechend denen aus der konventionellen
Chirurgie bekannten.

Statt Pinzetten kommen Fasszangen zum
Einsatz. Hier gelten für die Maulform und deren Zahnung die gleichen Regeln, die schon
bei konventionellen Instrumenten angesprochen
wurden. Die Zange soll greifen, dabei ist zu bedenken, inwieweit das Gewebe traumatisiert oder
gequetscht werden darf. Dementsprechend wird
die Maulform ausgesucht (Abb. 4.10a–c).

Organfasszangen haben ein etwa 30 mm langes Maulteil, das eine quere Riefelung hat, um
das Fassen und Anspannen der intraabdominellen
Organe zu ermöglichen. Ein Rädchen in Griff-
nähe ermöglicht die freie Rotation um 360 ° in
beide Richtungen. Der Griff ist meistens arretierbar, damit sie als Haltezangen eingesetzt werden
können.

Je derber das Gewebe ist, desto kräftiger
muss die gewählte Zange sein. Die Benennung
der Zangen richtet sich entweder nach ihrem
Zweck (Lungenfasszange) oder wird analog zum
konventionellen Instrument gewählt (**Babcock**-
Zange). Manchmal zeigen die Namen auch die
Assoziationen, die durch die Maulform entstehen

Abb. 4.10 (**a**) **Fasszange für die minimal-invasive
Chirurgie 1.** (Aus: Carus 2014). (**b**) **Fasszange für die
minimal-invasive Chirurgie 2.** (Aus: Carus 2014). (**c**)
Fasszange für die minimal-invasive Chirurgie 3. (Aus:
Carus 2014)

(Krokodilzange). Zur Dissektion wird auch hier
der Overholt angewendet.

Da in der minimal-invasiven Chirurgie die
Präparation häufig stumpf erfolgt, werden manche Zangen mit einem Ansatz für das Koagula-
tionskabel geliefert, dann kann das gespreizte
Gewebe im gleichen Arbeitsgang koaguliert und
durchtrennt werden.

Statt Haken, die das umliegende Gewebe beiseite halten, kommen Retraktoren zum Einsatz,
die mit einem oder mehreren „Haken" das jeweilige Gewebe weghalten (Abb. 4.11a). Sie können
nach dem Einführen über den Trokar im Intraperitonealraum entfaltet werden.

Der sog. Tasthaken kann als Retraktor, aber
mit einem Anschluss für Hochfrequenz oder
Ultraschall auch zur Dissektion benutzt werden
(Abb. 4.11b). Durch Applikation von monopolarem Strom oder Ultraschall kann mit dem etwa
90° abgewinkelten Häkchen an der Spitze Gewebe koaguliert und durchtrennt werden.

Die Scheren entsprechen auch den schon bekannten, am häufigsten wird die **Metzenbaum**-
Schere angewendet, aber auch die sog. Haken-

schere kommt zum Einsatz, die auf einem Blatt durch die Hakenform Gewebe aufladen und so gezielt schneiden kann (Abb. 4.12a, b).

Muss genäht werden, kommen zwei Nadelhalter zum Einsatz, denn beide Enden des Fadens müssen zum Knoten gefasst werden, wenn intrakorporal geknotet werden soll. Statt des intrakorporalen Knotens kann auch extrakorporal der Knoten vorgelegt werden, der dann mit einem sog. Knotenschieber zum Knotenpunkt gebracht wird.

Da Nähen und Knoten im Rahmen der minimal-invasiven Chirurgie Zeit benötigt und die Lernkurve relativ lang ist, werden vielfach Clips bevorzugt (Abb. 4.13). Dabei werden mit-

Abb. 4.12 (a) **Schere für die minimal-invasive Chirurgie 1.** (Aus: Carus 2014). (b) **Schere für die minimal-invasive Chirurgie 2.** (Aus: Carus 2014)

Abb. 4.11 (a) **Leberretraktor.** (b) **Tasthaken für die Ultraschallpräparation.** (Aus: Carus 2014)

Abb. 4.13 **Beispiel für einen Clipapplikator in der minimal-invasiven Chirurgie.** (Aus: Carus 2014) tels eines Applikators Titanclips eingebracht, über die zu verschließende Struktur gebracht und mit dem Griff des Instruments verschlossen. Dabei verschließt sich zuerst das freie Ende des Clips, damit kein Gewebe entweichen kann. Zwischen den applizierten Clips wird mit einer Schere das Gewebe durchtrennt. Statt Titan – Clips können resorbierbare Polydioxanon-Clips angewendet werden.

Zu bedenken gilt, dass jeder Clip seinen eigenen Applikator hat, sonst gehen die Clips auf dem Weg durch den Trokar verloren.

Instrumentation

Die Instrumentation in der minimal-invasiven Chirurgie folgt anderen Kriterien als die in der „offenen" Chirurgie. Die Sicht auf den Monitor muss möglich sein, bei einer Konversion auf einen klassischen Eingriff muss das benötigte Instrumentarium schnell und standardisiert vorbereitbar sein.

In manchen Kliniken ist es üblich, dass das wiederaufbereitbare MIC-Instrumentarium zerlegt sterilisiert wird und im OP von der instrumentierenden Pflegekraft/OTA präoperativ zusammengebaut wird. Dieser Arbeitsgang muss unsteril geübt werden, um Zeitverzögerungen zu vermeiden. Auch wenn das Instrumentarium zusammengebaut aus der AEMP in den Containersieben sterilisiert wird, sind viele Handgriffe zu erledigen:

- Die Trokare werden zusammengebaut, die Ventile oder Klappen geschlossen, ggf. Gummidichtungen angebracht, der Obturator eingeführt.
- Gewinde müssen zugedreht werden, da sie zur Sterilisation nicht komplett geschlossen sein dürfen.
- Instrumente mit isoliertem Schaft für die Hochfrequenzchirurgie werden auf Beschädigungen untersucht; sind solche vorhanden, müssen sie unbedingt ausgetauscht werden.
- Werden keine industriell gefertigten Tupfer benutzt, werden bei Bedarf kleine Präpariertupfer in eine große Fasszange geklemmt; dabei ist zu bedenken, dass **niemals** das Raster bis zum letzten Anschlag geschlossen werden darf, damit sich die Zange beim Einführen in den Situs nicht unversehens öffnet und der Tupfer in das Operationsgebiet fällt.
- Flüssigkeiten am Tisch werden mit einem für die gesamte Abteilung gültigen Code markiert, damit z. B. Spüllösung und Antibeschlagmittel nicht verwechselt werden können.
- Clipapplikatoren werden mit den benötigten Clips gefüllt, jede Clipform hat ihren spezifischen Applikator, zumeist ist nur ein Clip einspannbar.

Durch die Form und Anwendung der Instrumente ist die Instrumentation eine andere. Zum einen sind die Instrumente sehr zart und lang, sodass beim Anreichen bedacht werden muss, dass der Mittelpunkt des Instruments gefasst wird, damit das Instrument nicht verbogen wird, während es angereicht wird. Manche Chirurgen bevorzugen Hilfe bei dem Einführen des Instruments in den Trokarschaft, damit sie nicht immer vom Monitor wegschauen müssen.

Im Operationssaal ist es abgedunkelt, denn das Deckenlicht und die OP-Satelliten werden nicht benötigt. Häufig sehen sich Zangen und Scheren äußerlich sehr ähnlich und sind nur bei näherem Hinsehen voneinander zu unterscheiden.

▶ Das bedeutet, dass auch hier jedes Instrument seinen festen Platz auf dem Instrumentiertisch hat, damit es keinesfalls zu Verwechslungen kommen kann.

Der Schaft der Instrumente muss nach dem Gebrauch gesäubert werden, denn Anhaftungen von Blut erhöhen den Widerstand beim wiederholten Einführen in den Trokarschaft. Hohlschaftinstrumente werden intraoperativ durchgespült, damit keine Anhaftungen von Eiweiß verkrusten können, das erleichtert die Aufbereitung. Zu bedenken ist dabei, dass physiologische Kochsalzlösung Instrumentarien angreift (Kap. 7). Zum Durchspülen eignet sich z. B. Aqua destillata.

Der Instrumentant kennt die Reihenfolge der Anreichung der gewünschten **Trokare**. Die Hähne der Trokare werden geschlossen (zur Sterilisation sind sie geöffnet), der korrekte Obturator ist eingeführt. Der Trokar wird an der Spitze gefasst und senkrecht gehalten und dem Operateur angereicht, nachdem mit einem Skalpell die Hautinzision vorgenommen wurde. Nach der Positionierung wird der Obturator entfernt, vom Instrumentanten angenommen und das folgende Instrument, beginnend mit der Optik, zügig angereicht, um Gasverluste zu vermeiden. Bei der Anwendung von Single Ports muss die Vorbereitung des benutzten Modells bekannt sein.

Die **Optiken** werden zumeist in sterilem Zustand inkl. Kamerasystem autoklaviert und können ohne einen sterilen Überzug benutzt werden. Ist das nicht der Fall, wird die Optik mit einem sterilen durchsichtigen Schlauchsystem bezogen. Dabei hält der Instrumentant die Optik, an der er die sterile Schlauchfolie fixiert hat (mit dem in der Schlauchfolie integrierten Klebestreifen), der „Springer" konnektiert die Kamera an dem Okular und zieht dann die angereichte Schlauchfolie weit in den unsterilen Bereich.

Die Optik beschlägt durch die unterschiedlichen Temperaturen außerhalb und innerhalb des Bauchraums, dagegen kann industriell gefertigte Lösung auf die Glasfläche mit einem Tupfer aufgetragen werden. Intraoperativ kann das notwendig werden, wenn durch die Anwendung von hochfrequentem monopolarem Strom oder Ultraschalldissektion die Optik „blind" wird. Die Optik mit dem korrekten gewünschten Winkel wird am Schaft gefasst und diagonal an den Operateur weiter gereicht, der sie sofort in den vorbereiteten Trokar einführt.

Fasszangen, **Scheren** und **Tupferzangen** haben in der Regel die gleiche Form. Der Instrumentant weiß, in welchen Trokar das angeforderte Instrument eingeführt werden soll und muss bei Bedarf eine Reduziermöglichkeit vorbereiten. Diese Instrumente werden in der Mitte des langen Schafts gefasst und schräg mit der Spitze auf den Trokar zeigend angereicht, sodass ein Greifen des Operateurs in die Ringe des Instruments und ein zeitnahes Einführen in die Trokarhülse möglich ist.

Retraktoren werden anstatt eines Hakens benutzt, wenn die Ausnutzung der Schwerkraft allein nicht ausreicht, um Organe beiseite zu halten. Um einen Leberlappen aus dem Sichtfeld zu halten, genügt manchmal ein Tasthaken, aber auch ein Spreizretraktor kann zur Anwendung kommen. Der Instrumentant reicht den Retraktor in zusammengefaltetem Zustand an und der Operateur öffnet im Situs das Instrument.

Nadelhalter werden paarweise vorbereitet, da zum Knoten zwei Instrumente benötigt werden. Manche Chirurgen nehmen als zweites Instrument einen Overholt. Die benötigten Fäden werden auf eine vorher bestimmte Länge gekürzt und die Nadel so eingespannt, dass der Nadelhalter mit Nadel durch den Arbeitstrokar eingeführt werden kann, der Gegennadelhalter wird über einen weiteren Trokar zum Knoten angereicht.

Knotenschieber werden benötigt, wenn der Operateur den Faden außerhalb der Bauchhöhle (extrakorporal) geknotet hat und der Knoten an den Situs geführt werden muss. **Clipapplikatoren** müssen zu den benötigten Clips passen. Zum Einpassen des Clips in das Instrument muss der Applikator in einem vorbestimmten Winkel auf die Ladeeinheit gesteckt werden. Beim Anreichen dürfen die Griffe nicht berührt werden, um ein unfreiwilliges Zusammendrücken zu vermeiden, das zur Folge hätte, dass der Clip herausfällt.

Die Handhabung der resorbierbaren Clips ist schwieriger. Auch sie müssen absolut korrekt in die Applikationszange eingesetzt werden, aber vor dem Einführen muss die Zange halb geschlossen werden, da mit vollständig geöffnetem Clip der Durchmesser des Trokars zum Einführen nicht ausreicht.

Bei einigen Herstellern ist es zudem notwendig, nach dem Laden des Applikators mit der Fingerspitze den Clip in der korrekten Position zu fixieren.

4.3 Knocheninstrumente

In der Traumatologie ist das benötigte Grundinstrumentarium mit dem in der Abdominalchirurgie identisch, aber in der Menge sehr viel geringer. In diesem Kapitel wird **nur** auf die Knochengrundinstrumente eingegangen, da Implantate und Osteosynthesesysteme so unterschiedlich und vielfältig sind, dass es den Rahmen dieses Buches sprengen würde. Hier kann nur auf Operationslehren und Herstellerhandbücher verwiesen werden.

4.3.1 Raspatorium

Nach der Durchtrennung des Weichteilgewebes wird mit dem Raspatorium (lat. raspare: schaben, raspeln) die Knochenhaut (Periost) vom Knochen so weit gelöst, dass die Kortikalis dort freiliegt, wo z. B. die Fraktur liegt oder gesägt werden soll. Anhaftendes Weichteilgewebe wird damit abgeschabt, um eine Osteosynthese durchführen zu können. Dazu muss dieses Instrument fest in der Hand des Operateurs liegen und so scharf geschliffen sein, dass es zwar das Periost abschaben kann, aber die Kortikalis nicht aufraut.

Ein Raspatorium besteht aus dem Griff, einem Schaft und endet im Arbeitsteil, auch „Klinge" genannt (Abb. 4.14a–c). Diese Klinge kann rechteckig oder abgerundet sein, entweder sind die Seiten ebenfalls geschliffen oder nur das abgerundete Arbeitsende ist angeschliffen. Der Griff ist geriefelt, um festen Halt zu geben, oder hat eine Mulde, in der der Zeigefinger während des Arbeitsvorgangs Halt findet.

Um zu testen, ob das Arbeitsende angeschliffen ist, kann man mit der Fingerspitze über das Arbeitsende fahren. Eine scharfe Kante ist zu spüren (im Vergleich dazu ein Dissektor, der von Weitem ähnlich aussehen kann, aber über ein stumpfes Arbeitsende verfügt!). Es gibt Instrumente mit zwei Arbeitsenden, eine Seite scharf wie ein Raspatorium, eine Seite stumpf wie ein Dissektor.

▶ Hier ist besondere Aufmerksamkeit bei der Instrumentanz geboten!

Vergleichbare Raspatorien nach **Adson**, **Cottle**, **Joseph** oder **König** sind hier nicht abgebildet. Auch doppellendige Raspatorien werden benutzt, dann ist ein Ende häufig gerade, das auf der anderen Instrumentenseite abgebogen.

Sind die Instrumente an der Klinge gespalten, sog. Schwalbenschwanz-Raspatorien, werden sie auf Knochenkanten benutzt, sind sie stark abge-

Abb. 4.14 (**a**) **Raspatorium nach Williger.** (Fa. Aesculap AG, mit freundlicher Genehmigung). (**b**) **Raspatorium nach Langenbeck.** (Fa. Aesculap AG, mit freundlicher Genehmigung). (**c**) **Raspatorium nach Farabeuf.** (Fa. Aesculap AG, mit freundlicher Genehmigung). (**d**) **Rippenraspatorium nach Doyen.** (Fa. Aesculap AG, mit freundlicher Genehmigung). (**e**) **Anreichen eines Raspatoriums** (Foto: M. Liehn)

bogen, werden sie gern am Kieferknochen einge-setzt. Für die Entfernung des Periosts an der Rippe sind besondere Formen nötig, um die Pleura zu schonen und trotzdem effektiv schaben zu können (Abb. 4.14d). Das Schaftende ist dazu ringförmig, aber geöffnet, sodass es um die Rippe gelegt wer-den kann und ebenfalls das Periost der Rückseite der Rippe gelöst werden kann. Dieses Instrument gibt es nach rechts oder nach links offen, dies er-leichtert das Anlegen an die Rippen rechts oder links im Thorax.

Vielfach werden heute Raspatorien mit Kunst-stoffgriffen angeboten, zur Unterscheidung kön-nen verschiedene Farben gewählt werden.

Instrumentation
Das Raspatorium wird an seinem Arbeitsteil ge-fasst, leicht schräg gehalten und der Operator erfasst den Griff. Das geschliffene Ende zeigt zum Knochen (Abb. 4.14e).

Doppelseitige Instrumente werden an dem Teil des Instruments gefasst, welches vom Ope-rateur benötigt wird. Ist das Instrument gebogen, folgt die Biegung während des Anreichens der gleich geformten Knochenkante.

4.3.2 Elevatorium und Knochenhebel

Die Bezeichnung dieses Instruments kommt eben-falls aus der lateinischen Sprache (elevare: empor-heben). Mit diesem stumpfen Instrument können Knochenfragmente oder schmale Knochen ange-hoben werden, um eine Reposition vorzunehmen oder einen eingedrückten Knochen anzuheben (z. B. am Schädelknochen). Das Elevatorium hat einen Griff, einen Schaft und ein Arbeitsteil, im Gegensatz zum Raspatorium ist dieses jedoch rund – also stumpf geschliffen (Abb. 4.15a).

Abb. 4.15 (**a**) **Elevatorium nach Quervain.** (Fa. Aesculap AG, mit freundlicher Genehmigung). (**b**) **Knochenhebel nach Hohmann.** (Fa. Aesculap AG, mit freundlicher Genehmigung). (**c**) **Anreichen eines Hohmann-Hebels** (Foto: M. Liehn)

Wie schon beschrieben, gibt es ein Instrument nach **Freer**, das doppelendig vorliegt, einseitig scharf wie ein Raspatorium, einseitig stumpf wie ein Elevatorium oder ein Dissektor.

▶ Hier ist Vorsicht und Aufmerksamkeit bei der Instrumentanz geboten.

Vergleichbare – nicht abgebildete – Elevatorien werden nach **Langenbeck** oder **Williger** benannt.

Der Begriff „Knochenhebel" ist nicht sehr gebräuchlich, der „**Hohmann**-Hebel" jedoch ist der bekannteste unter den Knochenhebeln. Dieses sind relativ kräftige Instrumente, bestehend aus einem gebogenen Griff, der in einem breiten Blatt endet, das mittig eine abgerundete gebogene Spitze hat (Abb. 4.15b).

Die Spitze und das Blatt werden unter den anzuhebenden Knochen geschoben und mit dem kräftigen Griff kann der Knochen angehoben werden und/oder die Muskulatur vom Knochen weggehalten werden, um z. B. am Hüftkopf sägen zu können. Auch dieses Instrument gibt es in vielfältigen Variationen, der Einsatz ist identisch.

Die Größe des Instruments richtet sich nach dem Operationsgebiet, an der Hüfte ist der Hebel sehr viel länger und breiter als am Hand- oder Fußgelenk. Vergleichbare – hier nicht abgebildete – Knochenhebel gibt es z. B. nach **Verbrugge**.

Instrumentation

Die Anreichung eines Elevatoriums ist identisch mit der beim Raspatorium beschriebenen (Abb. 4.14e). Der Knochenhebel wird an der nach oben aufgebogenen Spitze gefasst und diagonal so angereicht, dass er an der geplanten Körperstelle eingesetzt werden kann, ohne gedreht werden zu müssen (Abb. 4.15c). In der Regel ist bei standardisierten Operationen beschrieben, welcher Hebel wann und in welcher Position benötigt wird.

4.3.3 Einzinker-Haken

Um Knochenfragmente anzuheben, stehen scharfe Einzinker-Haken in vielen Größen zur Verfügung (Abb. 4.16a).

Vergleichbare Haken sind nach **Volkmann** benannt. Die Instrumentation entspricht der bei den scharfen Haken (Abschn. 3.1.6) besprochenen.

a   b   c

Abb. 4.16 (**a**) **Einzinker nach Kocher.** (Fa. Aesculap AG, mit freundlicher Genehmigung). (**b**) **Scharfer Löffel nach Hemingway.** (Fa. Aesculap AG, mit freundlicher Genehmigung). (**c**) **Scharfer Löffel nach Volkmann.** (Fa. Aesculap AG, mit freundlicher Genehmigung)

4.3.4 Zahnarzthäkchen/Scharfer Löffel

Um eingeschlagene Knochenteile oder Periostlefzen aus dem Frakturspalt entfernen zu können, wird ein Instrument benutzt, dass in der Form aus der Zahnmedizin kommt und deshalb auch so benannt wird. Es hat eine besondere Form und beidseitig ein Arbeitsteil. Es gibt sie benannt nach **Lucas** oder **Hemingway** (Abb. 4.16b), im OP-Jargon heißen sie nur „Zahnarzthäkchen".

Ein scharfer Löffel erfüllt die gleiche Funktion, er kann in vielen Formen vorliegen, gerade, im Arbeitsteil abgebogen, gewinkelt und mit unterschiedlich großer Löffelform. Benannt sind sie nach **Volkmann** (Abb. 4.16c), **Schede** und anderen, aber im OP heißen sie eigentlich nur „scharfer Löffel".

Instrumentation
Der Instrumentant kennt (oder erfragt) die gewünschte Löffelgröße und weiß, ob das Material, das geschabt wird, aufbewahrt werden soll. Das Instrument wird am Arbeitsteil gefasst, leicht schräg gehalten und der Operateur ergreift den Griff so, dass die Arbeitsfläche auf den Knochen zeigt. Soll das Material aufbewahrt oder zur histologischen Untersuchung gegeben werden, steht ein Schälchen bereit, ggf. mit NaCl-Lösung gefüllt oder mit einer feuchten Kompresse ausgelegt.

4.3.5 Meißel und Hammer

Meißel sind scharfe Instrumente, die einen Griff und eine scharf geschliffene Klinge am Arbeitsende haben. Sie werden benötigt, um Knochen zu durchtrennen oder einen Teil abzuspalten. Flach geformte Meißel, die zum Abspalten von Knochenteilen benutzt werden, heißen auch **Osteotom**. Die Klinge kann gerade sein, das ist der **Flachmeißel** oder hohl geformt wie beim **Hohlmeißel**.

Der Schliff der Klinge variiert, kann beidseitig oder einseitig angeschliffen sein, abgebogen oder gerade geformt oder für besonderen Einsatz

eine gespaltene Spitze haben. In der Regel haben sie einen kräftigen rechteckig geformten Griff aus Kunststoff, damit der Hammer eine große Auflagefläche hat (Abb. 4.17a). Eine Ausnahme bildet hier der Meißel nach **Lambotte** (auch als Osteotom bezeichnet), der ausschließlich aus Metall besteht. Die Klinge ist beidseitig angeschliffen (Abb. 4.17b).

Die Größe der Meißel ist dem zu trennenden Knochen angepasst. Der Griff kann ebenfalls bajonettförmig sein, um z. B. in der Hals-Nasen-Ohrenheilkunde am Septum eingesetzt werden zu können. Eine besondere Form hat der Meißel nach **Lebsche**, der nur noch selten zum Einsatz kommt (Abb. 4.17c). Er wurde entwickelt, um das Sternum zu durchtrennen, dazu hat er eine rechtwinklig gebogene Spitze, deren Klinge einseitig geschliffen ist; der rechte Winkel wird als „Schuh" zum Schutz der Weichteile genutzt. Der krückstockartige Griff erlaubt einen festen Halt und eine gute Führung am Brustbein.

Der in den Operationsabteilungen als „Stößel" bekannte Meißel mit stumpfem, kreuzgeriefeltem Arbeitsende wird zum Einbringen und Verdichten von Spongiosaspänen eingesetzt (Abb. 4.17d). In den Katalogen gilt er häufig noch als „Blutstillungsmeißel".

Ein Hammer wird benötigt, um den scharfen Meißel mit Kraft in den Knochen zu treiben. Die Hämmer sind entweder aus Metall oder aus Kunststoff, dabei gilt, dass ein Kunststoffgriff nur mit einem Kunststoffhammer geschlagen werden darf, ein Metallmeißel mit einem Metallhammer eingetrieben werden muss. Ein Metallhammer könnte in dem Kunststoffgriff Risse hervorrufen, die eine korrekte Aufbereitung erschweren oder unmöglich machen. Der Hammer besteht aus einem Griff und dem Hammerkopf, mit dem auf den Meißel eingeschlagen wird.

Instrumentation
Meißel werden am Arbeitsende gefasst und senkrecht gehalten, bevor sie dem Operateur in die **linke** Hand übergeben werden. Hohlmeißel zeigen mit der hohlen Seite zur Knochenschnittkante. Im Anschluss an die Übergabe des Meißels erhält der Operateur sofort den Hammer (entsprechend des Griffs des Meißels) in die **rechte** Hand. Dazu fasst der Instrumentant den

Abb. 4.17 (**a**) **Meißel nach Lexer.** (Fa. Aesculap AG, mit freundlicher Genehmigung). (**b**) **Meißel nach Lambotte.** (Fa. Aesculap AG, mit freundlicher Genehmigung). (**c**) **Meißel nach Lebsche.** (Fa. Aesculap AG, mit freund-licher Genehmigung). (**d**) **Stößel.** (Fa. Aesculap AG, mit freundlicher Genehmigung). (**e**) **Anreichen von Hammer und Meißel** (Foto: M. Liehn)

Hammerkopf, hält das Instrument waagerecht und übergibt dann den Griff an den Operateur (Abb. 4.17e).

Wird mit dem Hammer und dem Meißel Knochen entfernt, gilt auch hier, dass ein Schälchen vorbereitet sein muss, um Knochenspäne oder Spongiosablöcke bis zu ihrer Verwendung aufbewahren zu können.

▶ Dazu ist zu beachten, dass gewonnenes Material grundsätzlich nur über den sterilen Tischen transportiert werden darf.

4.3.6 Knochenzangen, Repositionszangen

In manchen Fällen muss der Knochen gehalten, das Repositionsergebnis vorübergehend fixiert oder ein Teil des Knochens mit einer Hohlmeißelzange entfernt werden. Die Knochenzangen haben in der Regel keine Ringe, in die der Operateur hineingreift, sondern Branchen, die außen gerillt sind, damit ein Abrutschen der kraftführenden Hand vermieden wird.

Da Knochen eine harte Struktur haben, müssen diese Instrumente der Kraft und der Größe des Knochens angepasst sein. Diese Zangen haben ein Maulteil, das entsprechend der Aufgabe geformt ist, einen Schließmechanismus, der in der Regel ohne Arretierung angeboten wird, teilweise mit einer doppelten Übersetzung (Doppelfeder), um nicht zu viel Platz im Situs zu benötigen, aber trotzdem eine gute Kraftübertragung zu bieten, sowie zwei Branchen.

Manche Zangen können in ihrer Haltefunktion durch einen Schraubschluss fixiert werden (Zange nach **Ulrich**). Knochenhaltezangen haben ein gezahntes Maul, um den Knochen zu greifen, zu halten aber nicht das Periost zu verletzen. Sie werden gerade, abgebogen und seitwärts gebogen angeboten. Manche dieser Zan-

Abb. 4.18 (**a**) **Knochenhaltezange nach Langenbeck.** (Fa. Aesculap AG, mit freundlicher Genehmigung). (**b**) **Knochensplitterzange nach Liston.** (Fa. Aesculap AG, mit freundlicher Genehmigung). (**c**) **Hohlmeißelzange** nach **Luer.** (Fa. Aesculap AG, mit freundlicher Genehmigung). (**d**) **Knorpelzange nach Bircher-Ganske.** (Fa. Aesculap AG, mit freundlicher Genehmigung)

gen werden auch nach ihrem Aussehen benannt, z. B. das „**Löwenmaul**", die eigentlich als Knochenhaltezange nach **Langenbeck** benannt ist (Abb. 4.18a).

Sollen Knochen durchtrennt werden, kommen Sägen oder Knochenscheren zum Einsatz. Die Durchtrennungsinstrumente werden auch als Knochensplitterzangen bezeichnet, da damit auch abgesplitterte Knochenanteile entfernt werden können (Abb. 4.18b). Im Maulteil treffen zwei geschliffene Schneidekanten aufeinander und durchtrennen kräftige Kortikalisstrukturen. Der Arbeitsteil kann gerade, gebogen oder rechtwinklig abgebogen sein, entsprechend der Knochenform und -lokalisation.

Die Hohlmeißelzange nach **Luer** ist die bekannteste Knochenzange, mit der Knochenanteile und Knorpel entfernt werden können (Abb. 4.18c). In den Maulteilen ist diese Zange wie ein Löffel geformt, aber die Löffelkanten sind scharf geschliffen, sodass Knorpelgewebe „abgeknabbert" werden kann, das hat diesem Instrument im OP-Sprachgebrauch den Namen „Knabberzange" eingebracht. Dieses Instrument gibt es in vielen Variationen und Modifikationen. Vergleichbare Zangen sind nach **Olivecrona**, **Jansen** oder **Frykholm** benannt.

Meniskusfasszange

Um Kapselreste zu resezieren oder Knorpel zu fassen, kommt die Meniskuszange zum Einsatz. In ihrem Maul sind kräftige scharfe Zähnchen, die den Knorpel fest halten, um diesen dann mit einem Skalpell resezieren zu können (Abb. 4.18d).

Repositionszange

Um nach einer Fraktur das Repositionsergebnis so lange zu sichern, bis die Implantate zur Stabilisierung eingebracht wurden, gibt es eine Vielzahl von Repositionszangen. Sie umfassen die Knochenform, deshalb haben die Zangen für Röhrenknochen eine runde Maulform, für platte

a   b   c

Abb. 4.19 (**a**) **Patellazange.** (Fa. Aesculap AG, mit freundlicher Genehmigung). (**b**) **Repositionszange mit Feststellschraube.** (Fa. Aesculap AG, mit freundlicher Genehmigung). (**c**) **Repositionszange nach Verbrugge.** (Fa. Aesculap AG, mit freundlicher Genehmigung)

oder kleinere Knochen sowie für Knorpelstrukturen zwei spitze Maulenden, geformt z. B. wie eine spitze Tuchklemme (Abb. 4.19a). Alle Repositionszangen gibt es mit und ohne Arretierung oder mit Feststellschrauben, die ein langsames Lösen der Fixation erlauben (Abb. 4.19b).

Es gibt sehr viele unterschiedliche Repositionszangen, die hier nicht alle benannt und gezeigt werden können. In ihrer Anwendung sind sie identisch, aus der Maulform ist ersichtlich, an welchen Knochen sie angewendet werden können (Abb. 4.19c).

Drahtinstrumente

Zum Sichern einer Cerclage werden entsprechende Drahtzangen benötigt, die großenteils aus dem Handwerk bekannt sind. Zum Fassen und Ziehen eines Drahts kommt eine Flachzange zum Einsatz, zum Abschneiden eines Drahts der Seitenschneider, zum Verdrehen der Drahtenden und zum Versenken der Drahtenden die Spitzzange,

auch als Rundzange bekannt. Alle diese Zangen sind nicht arretierbar, da sie während des Gebrauchs häufig geöffnet und umgesetzt werden müssen.

Eine Flachzange hat zwei abgeflachte, gekörnte Maulenden, die den Draht fest fassen können (Abb. 4.20a).

Je nach Durchmesser der zu durchtrennenden Drahtenden ist der Seitenschneider geformt. Die zwei kräftigen, scharfen Arbeitsenden des Seitenschneiders erlauben das Durchtrennen des Drahts (Abb. 4.20b).

Beide Arbeitsenden der Spitzzange sind abgerundet und laufen spitz zu (Abb. 4.20c). Damit können Drahtenden gegeneinander verdreht und so umgebogen werden, dass sie versenkt werden können und so keine Verletzungsgefahr für umgebende Strukturen bieten. Dünnere Drähte können mit einer Drahtschere durchtrennt werden, deren eines Blatt gezahnt ist, damit der Draht nicht abrutscht (Abb. 4.20d).

Abb. 4.20 (**a**) **Flachzange.** (Fa. Aesculap AG, mit freundlicher Genehmigung). (**b**) **Seitenschneider.** (Fa. Aesculap AG, mit freundlicher Genehmigung). (**c**) **Spitzzange.** (Fa. Aesculap AG, mit freundlicher Genehmigung. (**d**) **Drahtschere.** (Fa. Aesculap AG, mit freundlicher Ge- nehmigung). (**e**) **Drahtspannzange.** (auch Ligaturzange genannt) (Fa. Aesculap AG, mit freundlicher Genehmigung). (**f**) **Drahtspannzange nach Demel.** (Fa. Aesculap AG, mit freundlicher Genehmigung). (**g**) **Anreichen einer Knochenzange nach Luer** (Foto: M. Liehn)

Um Drähte zu spannen, können ebenfalls Zangen benutzt werden (Abb. 4.20e). Häufig werden sie mit einer englischen Übersetzung als „**wiretwister**" angefordert. In ihrem Maul haben sie ein kräftiges gekörntes Profil, das das Abrutschen des Drahtes verhindert.

Ist der Cerclagedraht nur schwer mit den oben genannten Zangen anzuziehen, kann eine Drahtspannzange eingesetzt werden, die durch ihren Mechanismus durch Zusammendrücken der Griffe eine Spannung auf dem Draht bewirkt (Abb. 4.20f).

Instrumentation

Alle Zangen werden geschlossen angereicht (Abb. 4.20g). Sie werden am Arbeitsende gefasst und dem Operateur so in die Hand gelegt, dass dieser die Zange nicht mehr drehen muss, sondern sofort in der korrekten Position anwenden kann. Dafür muss der Instrumentant wissen, wo und wofür die Zange benötigt wird. Das Maul des Instruments zeigt auf den Knochen, der Griff auf die Hand des Operateurs.

Werden Knochen- oder Knorpelteile reseziert, muss bekannt sein oder ggf. erfragt werden, ob das entnommene Material zur histologischen Untersuchung gegeben werden soll, verworfen werden kann oder wieder eingesetzt werden soll. Aus diesem Wissen resultiert die Aufbewahrung des Materials am Beistelltisch.

4.3.7   Bohrsysteme

Um im und am Knochen verschrauben zu können, werden Bohrsysteme benötigt, mit denen die harte Kortikalis durchbohrt werden kann. Die Maschinen haben, je nach Hersteller, unterschiedliche Antriebe. Sie können mit Druckluft oder elektrisch angetrieben werden. Wird die Maschine mit einem Druckluftschlauch oder elektrischem Kabel angewendet, ist darauf zu achten, dass der Schlauch lang genug ist, damit die Sterilität gewährleistet bleibt.

Standard der meisten Hersteller ist es jedoch, einen aufgeladenen Akku in die Maschine einzusetzen. Diese Akkus können **nicht** sterilisiert werden, deshalb wird ein großer Schablonen-Aufsatz auf die geöffnete Bohrmaschine aufgebracht (Abb. 4.21a), der „Springer" legt den passenden Akku ein und entfernt den Sterilisationsschutz. Der Instrumentant schließt die Maschine und sie ist antriebsbereit. Der eingebrachte Akku verändert das Gewicht der Maschine sowie ihren Schwerpunkt. Das muss bei der Instrumentation bedacht werden.

In die Maschinen können die passenden Spiralbohrer und/oder Gewindeschneider für die Plattenosteosynthese eingebracht werden. Die Bohrmaschinen haben dafür einen Schnappverschluss, der mit der linken Hand geöffnet wird, damit der gewünschte Spiralbohrer eingebracht werden kann. Der feste Sitz des eingebrachten Bohrers muss getestet werden, bevor er angereicht wird. Manche Hersteller haben zum Einbringen der Bohransätze einen Drehmechanismus.

Eine weitere Möglichkeit des Einbringens von Bohransätzen ist das **Jakobsfutter** (Abb. 4.21b). Dieses Futter wird manuell so weit geöffnet, dass der Bohrer eingeführt werden kann. Die Fixation des Bohransatzes erfolgt mit einem **Jakobsschlüssel** (Abb. 4.21c).

Da Knochen so hart sind, dass ein Skalpell nicht benutzt werden kann, um Knochen zu durchtrennen, kommt neben den oben erwähnten Knochenschneidezangen häufig eine Säge zum Einsatz. Sie werden meist mit einer Druckluftbetriebenen Bohrmaschine benutzt. Die Sägeblätter werden dem zu durchsägenden Knochen angepasst und in das entsprechende Futter mit einem passenden Schlüssel eingebracht.

Wir sprechen hier von der „oszillierenden Säge" , weil das Sägeblatt durch den Motor in eine schwingende, pendelnde Bewegung versetzt wird und so die Kortikalis durchtrennt.

Instrumentation

Nachdem die Bohrmaschine vorbereitet wurde, werden die benötigten Bohransätze bereitgelegt. Der Instrumentant kennt die geplante Osteosynthese und das gewünschte Implantatsystem. Der Durchmesser des Spiralbohrers resultiert aus dem Kerndurchmesser der gewünschten Schraube und variiert bei unterschiedlichen Systemen, gleiches gilt für die Gewindeschneider. Hier kann nur auf entsprechende OP-Lehren und Herstellerhandbücher verwiesen werden.

Auch Rosenbohransätze (Abb. 4.21d) oder Diamantfräsen (Abb. 4.21e) können zum Glätten oder Anfräsen von Knochen benötigt werden.

Der Operateur bekommt die vorbereitete Maschine so angereicht, dass er den Auslöser sofort

Abb. 4.21 (a) **Bohrmaschine mit Schablone zur Aufnahme des Akkus.** Der Akku ist noch in der Hand des „Springers" (Foto: M. Liehn). (b) **Jakobsfutter mit eingespanntem Trepan in einer Bohrmaschine** (Foto: M. Liehn). (c) **Jakobsschlüssel in der Anwendung** (Foto: M. Liehn). (d) **Rosenbohrer** (Foto: M. Liehn). (e) **Diamantfräsen** (Foto: M. Liehn). (f) **Anreichen einer vorbereiteten Bohrmaschine, der Instrumentant steht neben dem Operateur**

betätigen kann. Dazu muss der Instrumentant die Maschine so greifen, dass der Bohransatz nicht verbiegen kann (Abb. 4.21f). Außerdem könnte durch versehentliches Auslösen des Bohrmechanismus der Instrumentant verletzt werden. Das Gewicht der Maschine führt dazu, dass oberhalb des Bohrauslösers gefasst wird.

Wird die Maschine nicht benutzt, darf sie **niemals** auf dem Patienten abgelegt werden, damit durch versehentliches Auslösen keine Verletzungen entstehen. Entweder wird die Bohrmaschine auf dem Instrumentiertisch abgelegt oder an diesem Tisch ist eine Bohrertasche fixiert, in der die Maschine abgelegt werden kann. Gibt es an dem System eine Möglichkeit, die Bohrmaschine auszustellen, sollte das immer getan werden, vor dem Anreichen ist dann darauf zu achten, dass der Mechanismus wieder frei gegeben wird.

Jedes Bohren und Fräsen an einem Knochen führt dazu, dass das Knochenmaterial heiß wird. Hitze am Knochen kann zu Nekrosen führen, deshalb ist es unerlässlich, während des Bohrens oder Fräsens den Knochen zu kühlen. Nachdem der Operateur die Bohrmaschine ergriffen hat, bekommt der Assistent eine mit Spülflüssigkeit gefüllte Spritze mit einem Knopfkanülenansatz gereicht.

Einige Hersteller haben an ihren Bohrmaschinen die Möglichkeit, über ein Infusionssystem eine Spülung laufen zu lassen. In der Praxis ist das meist umständlich, zeitaufwendig und wird deshalb häufig nicht eingerichtet. Die unterschiedlichen Systeme können durch Handauslösung oder durch Fußschalter betrieben werden.

Das Spezialinstrumentarium in der Traumatologie ist sehr vielfältig und immer herstellerspezifisch. Zu den unterschiedlichen Implantaten gibt es in der Regel das passende Implantierungsinstrumentarium. Implantate passen nur, wenn das korrekt vorbereitete Instrumentarium benutzt wird.

▶ Grundregeln sind, dass Instrumente und Implantate zusammenpassen müssen, Systeme unterschiedlicher Hersteller dürfen nicht gemischt werden. Die verwendeten Platten und Schrauben müssen aus demselben Material hergestellt sein. Schon verwendete Schrauben und Platten dürfen ein zweites Mal nicht zur Anwendung kommen!

4.4 Gynäkologische Instrumente

In der Gynäkologie werden ebenfalls Grundinstrumentarien wie Schere, Pinzette und Nadelhalter benutzt, die in ihrer Funktion schon beschrieben worden sind. Wie in den anderen Fachbereichen gibt es Spezialinstrumente, die ihrer Funktion entsprechend eingesetzt werden. Auch hier wird es unterschiedliche Bezeichnungen für die benötigten Spezialinstrumente geben. So bietet die Industrie allein z. B. für das Absetzen des Uterus unterschiedlichste Fasszangen mit unterschiedlichen Spezialnamen an, deshalb kann auch hier nur ein kleiner Auszug genannt werden.

Zu bedenken ist bei der gynäkologischen Instrumentanz, dass die Eingriffe entweder abdominal vorgenommen werden, dann gelten alle Regeln, die bei den Instrumenten schon angesprochen wurden. Wird der Eingriff jedoch über einen vaginalen Zugang durchgeführt, ändert sich der Anreichwinkel, da die instrumentierende Pflegekraft/OTA häufig schräg hinter dem sitzenden Operateur steht oder rückenschonend ebenfalls sitzt.

Um die Sterilität des Instruments zu gewähren, wird das Instrument rechts am Oberarm des Operateurs vorbei gereicht. Dann ist zu bedenken, wie das Instrument eingesetzt wird, welcher anatomischen Struktur die Biegung folgen soll. Dementsprechend liegt das Instrument in der Hand des Instrumentanten.

Im Rahmen der minimal-invasiven Chirurgie werden ebenfalls viele Eingriffe der Gynäkologie durchgeführt. Die Instrumentation ist gleich der im Abschn. 4.2 besprochenen.

4.4.1 Spekula

Das Wort Spekulum (Plural: Spekula) kommt aus dem Lateinischen und bedeutet so viel wie Spiegel. Unter diesen Begriff fallen alle Instrumente, die rinnen- oder röhrenförmig sind. Sie werden in natürliche Körperöffnungen eingeführt (Mastdarmspekulum, Nasenspekulum).

In der Frauenheilkunde wird mit unterschiedlich geformten Spekula das Scheidengewölbe aufgehalten und inspiziert. Dadurch kann der

Operateur die Vagina inspizieren, die Zervix erkennen und die Portio darstellen. Ein einzelnes Spekulum wird auch als **Blatt** bezeichnet.

Spekula gibt es handgehalten und selbsthaltend. Die Spekula werden den anatomischen Größenverhältnissen der Patientinnen angepasst, sodass sie in vielen Größen zur Verfügung stehen. Sie werden bei allen vaginalen Eingriffen eingesetzt. An manche Spekula kann ein Gewicht angehängt werden, sodass sie wie ein Selbsthalter wirken. Das Scheidenspekulum nach **Kristeller** ist ein Scheideneinsteller ohne Selbsthalter (Abb. 4.22a).

Es wird ein vorderes und ein hinteres Blatt unterschieden, je nachdem, ob das vordere oder das hintere Scheidengewölbe dargestellt werden soll. Das hintere Blatt wird wegen seiner Form auch als Rinnenspekulum bezeichnet, da es zum Ablaufen von Flüssigkeiten und zum Auffangen von Sekret eine Rinne hat. Da es „unten" eingesetzt wird, heißt es in den Katalogen der Hersteller auch unteres Blatt, das flach geformte Blatt wird als vorderes oder oberes Blatt bezeichnet.

Das Scheidenspekulum nach **Scherback** gibt es mit verschiedenen Blättern und Rinne. Durch

Abb. 4.22 (**a**) **Scheidenspekulum nach Kristeller.** (Fa. Aesculap AG, mit freundlicher Genehmigung). (**b**) **Scheidenspekulum nach Scherback (mit Gewicht).** (Fa. Aesculap AG, mit freundlicher Genehmigung). (**c**) **Scheiden-** spekulum nach Breisky. (Fa. Aesculap AG, mit freundlicher Genehmigung). (**d**) **Scheidenspekulum nach Doyen.** (Fa. Aesculap AG, mit freundlicher Genehmigung). (**e**) **Instrumentanz eines Spekulums** (Foto: M. Liehn)

das Anbringen eines Gewichtes an das untere Blatt fungiert es als selbsthaltendes Spekulum (Abb. 4.22b).

Das Scheidenspekulum nach **Breisky** ist anders gebogen und erlaubt die vaginale Einstellung in alle Richtungen und wird deshalb oft seitlich eingesetzt. Die Blätter gibt es in lang und kurz, die Bezeichnungen dafür variieren, häufig werden sie als seitliches Blatt benummert von 1–5 benannt (Abb. 4.22c).

Das Spekulum nach **Doyen** ist recht breit und wird gern als unteres Blatt während einer vaginalen Operation eingesetzt, um den Situs gut überschaubar darzustellen (Abb. 4.22d).

Alle Spekula gibt es in kleineren Varianten, um sie in der Kinderchirurgie anwenden zu können.

Instrumentation

Spekula werden immer feucht angereicht, um die Scheidenschleimhaut auch bei längerem Verweilen der Instrumente nicht austrocknen zu lassen. Der Instrumentant kennt die Namen und das Einsatzgebiet der einzelnen Spekula und ggf. die hausinterne Größenbezeichnung.

Ein Spekulum hat einen leicht gewölbten Griff und das jeweilige Blatt (mit oder ohne Rinne). Der Instrumentant fasst das Instrument immer an dem Blatt, hält dieses waagerecht, sodass der Operateur den senkrecht nach oben oder nach unten stehenden Griff ergreifen und das Spekulum sofort einführen kann (Abb. 4.22e).

4.4.2 Dilatatoren

Ein Dilatator ist ein Instrument, das zur Erweiterung eines Kanals eingesetzt wird, die Bezeichnung „Bougie" ist ebenfalls gebräuchlich. Diese Instrumente sind aus Metall oder Kunststoff und haben eine abgerundete Spitze. Es gibt sie zur schrittweisen Erweiterung in aufsteigendem Durchmesser, der in „Charrière" gemessen wird.

Bevor Küretten zum Ausschaben in den Uterus eingeführt werden können, muss der Muttermund gedehnt werden. Dazu kommen metallene **Hegar-Stifte** zum Einsatz. Diese

Abb. 4.23 (**a**) **Gerader Hegar-Stift.**(Fa. Aesculap AG, mit freundlicher Genehmigung). (**b**) **Gebogener Hegar-Stift.** (Fa. Aesculap AG, mit freundlicher Genehmigung)

Uterusdilatatoren gibt es gerade oder leicht S-förmig gebogen (Abb. 4.23a, b).

Instrumentation

Auch Dilatatoren werden feucht angereicht, damit sie in der Schleimhaut des Muttermunds gleiten können (NaCl 0,9 % greift die Oberflächenlegierung eines Instruments an und fördert die Rostbildung).

Ein Dilatator wird am stumpfen Ende gefasst und waagerecht gehalten, sodass der Operateur ihn sofort einführen kann. Das weitere Anreichen der Bougies erfolgt unaufgefordert in aufsteigendem Durchmesser, bis der Muttermund soweit dilatiert wurde, dass z. B. eine Kürette eingeführt werden kann.

4.4.3 Küretten

Das Wort stammt ursprünglich aus dem Französischen, deshalb ist „Curettage" ebenfalls ein korrekter Begriff, der Ausschabung bedeutet. Küretten werden in der Gynäkologie für eine Ausschabung der Gebärmutterschleimhaut (Endometrium) benutzt. Dabei ist es wichtig zu wissen, ob diese Ausschabung an einem nichtschwangeren oder an einem schwangeren Uterus vorgenommen wird, denn daraus resultiert, ob scharfe oder stumpfe Küretten benutzt werden.

Die Instrumente gibt es gerade oder im Arbeitsende leicht abgebogen, fest oder leicht biegsam. Die **stumpfe Kürette** ist ein langes, gerades Instrument mit einem Handgriff und einem offenen löffelartigen Arbeitsende, das nicht scharf geschliffen ist. Je nach Größe des Uterus werden die Küretten zum Ausschaben der Gebärmutter z. B. bei Zustand nach Abort (Abb. 4.24a) oder zur Beendigung einer bestehenden Schwangerschaft eingesetzt. Da die Gebärmutter durch die Schwangerschaft sehr weich ist und Perforationsgefahr besteht, kommen nur stumpfe Küretten zum Einsatz (Abb. 4.24b).

Abb. 4.24 (**a**) **Abortkürette nach Recamier.** (Fa. Aesculap AG, mit freundlicher Genehmigung). (**b**) **Stumpfe Kürette nach Bumm.** (Fa. Aesculap AG, mit freundlicher Genehmigung). (**c**) **Scharfe Kürette nach Recamier.** (Fa. Aesculap AG, mit freundlicher Genehmigung). (**d**) **Scharfe Kürette nach Sims.** (Fa. Aesculap AG, mit freundlicher Genehmigung)

a b c d

Die scharfe Kürette ist genauso geformt wie die stumpfe, es gibt sie gerade oder leicht abgebogen, fest oder leicht biegsam. Auch hier werden die verschiedenen Größen des Instruments je nach Ausdehnung des Uterus eingesetzt (Abb. 4.24c, d). Das Instrument wird zur Abrasio bei Verdacht auf Zervix- oder Korpuskarzinom eingesetzt.

Hinweis

Bei einer **fraktionierten Abrasio** wird zunächst die Zervix ausgeschabt und dann erst dilatiert. Hiermit wird verhindert, dass evtl. vorhandene Tumorzellen in den Korpus gelangen können.

Instrumentation

Der Instrumentant muss sich vor dem Anreichen immer davon überzeugen, ob die Kürette scharf oder stumpf ist. Dazu fährt er mit dem Daumen über die Öffnung, der Unterschied einer scharfen Kürette von einer stumpfen ist deutlich zu spüren. Der Instrumentant greift das Instrument am Arbeitsende und legt den Handgriff waagerecht in die Hand des Operateurs.

Uterussonde

An einem geriefelten Handgriff befindet sich eine lange, gebogene, skalierte Sonde, die in einer kleinen Kugel endet (Abb. 4.25). Über diese Messsonde kann die Länge des Uterus bestimmt werden. Daraus resultiert, wie weit die Küretten eingeführt werden dürfen.

Hinweis

Bei einem schwangeren Uterus darf keine Sonde verwendet werden, da die Perforationsgefahr zu groß ist! Eventuell wird eine Sonde mit dicker Kugel eingesetzt.

Instrumentation

Alle Instrumente, die vaginal genutzt werden, sind vor dem Gebrauch anzufeuchten, dadurch ist das Einführen vaginal oder durch die Zervix leichter. Die Uterussonde wird an der Kugel gefasst und waagerecht angereicht, sodass sie sofort eingeführt werden kann.

Abb. 4.25 Uterussonde nach Sims. (Fa. Aesculap AG, mit freundlicher Genehmigung)

4.4.4 Fasszangen

Viele Klemmen und Zangen in der Gynäkologie ähneln den im Kapitel der Abdominalchirurgie beschriebenen (Abschn. 4.1), das gilt v. a. für Organfasszangen. Hier werden nur einige genannt, die speziell für dieses Fachgebiet entwickelt wurden.

Ovarialfasszange

Diese Zange besteht aus zwei Teilen, die miteinander verschraubt sind (Abb. 4.26a). Sie ist oft

Abb. 4.26 (a) **Gewebefasszange nach Förster-Ballenger.** (Fa. Aesculap AG, mit freundlicher Genehmigung). (b) **Hysterektomieklemme nach Heany.** (Fa. Aesculap AG, mit freundlicher Genehmigung). (c) **Hakenzangen nach Aescu-**lap-**Pratt.** (Fa. Aesculap AG, mit freundlicher Genehmigung). (d) **Hakenzangen nach Schröder.** (Fa. Aesculap AG, mit freundlicher Genehmigung). (e) **Instrumentanz bei vaginalen Eingriffen** (Foto: M. Liehn)

leicht gebogen und hat vorn eine ovale Öffnung, um ständig einen Blick auf die Durchblutung der Ovarien zu gewährleisten. Zum Greifen hat die Zange zwei Ringe, in die mit Daumen und Mittelfinger gefasst werden kann, um die Zange zu öffnen. Die Querriefelung an der Innenseite der ovalen Öffnungen ermöglicht ein Fassen der Ovarien, ohne Schäden zu verursachen. Mit der Zange werden die Ovarien gefasst, gehalten oder hochgezogen, um so das Operationsgebiet zugänglich zu machen. Es gibt diese Ovarienfasszangen mit und ohne Arretierung.

Alternativ gibt es die Klemme ohne Arrettierung nach **Kelly**.

Parametriumklemme

Die Parametriumklemmen werden bei der abdominellen Hysterektomie verwendet (Abb. 4.26b). Es sind kräftige Fasszangen, im vorderen Drittel leicht gebogen. Sie haben eine Längsriefelung in den Arbeitsteilen, die das Gewebe fixiert, aber nicht traumatisiert.

Alternativ steht die Hysterektomieklemme nach **Wertheim** zur Verfügung, die ähnlich aussieht. Auch diese Klemme gibt es in gerader, gebogener und gewinkelter Form im Handel. Ebenfalls gern als Hysterektomieklemme angewendet werden kräftige Klemmen, die zwei Zähnchen (chirurgisch traumatische Zange) an den Maulenden zum festen Verschließen der Zange haben. Das Maulprofil ist weder längs noch quer, sondern diagonal geriefelt, um ein Abrutschen des Gewebes zu verhindern. Damit können die Adnexabgänge und die A. ovarica gefasst werden. Diese Fasszange ist so kräftig konzipiert, damit die Gefäße nicht abrutschen können.

Hakenzange

Die unterschiedlichen Hakenzangen werden bei abdominalen Eingriffen zum Fassen des Uterus oder von Myomen benutzt (Abb. 4.26c, d). Bei den vaginalen Eingriffen wird mit der Kugel-Hakenzange der Muttermund (Portio) gefasst. Im Maul der Zange sind auf jeder Seite ein, zwei, vier oder sechs Zähnchen, die je nach Größe des Uterus zum Greifen und Halten vorgesehen sind.

Alternativ sind Hakenzangen nach **Czerny**, **Museus**, **Martin** oder **Braun** im Handel.

Instrumentation

Der Instrumentant fasst die Zange mit der rechten Hand am Arbeitsende, die Biegung des Instruments folgt der Hand über die geschlossenen Finger. Dem Operateur wird das Instrument in die Hohlhand gelegt. Danach greift er mit Daumen und Mittelfinger in die Ringe.

Bei vaginalem Zugang wird das Instrument von schräg oben mit einem diagonalen Winkel in die leicht erhobene Hand des Operateurs gelegt. Die Biegung des Instruments folgt beim Anreichen schon der anatomischen Struktur der zu fassenden Schicht.

4.4.5 Schere

In der Gynäkologie wird häufig eine Schere bevorzugt, die am Maulende stark und im unteren Drittel am Griff nochmals gebogen ist, um den Winkel im kleinen Becken zum Absetzen des vaginalen Teiles vom Uterus besser erreichen zu können (Abb. 4.27).

Instrumentation

Auch hier richtet sich die Instrumentanz nach der Stellung des Instrumentanten. Bei einem abdominalen Zugang steht der Instrumentant in der Regel dem Operateur gegenüber. Dabei ist das Instrument so am Arbeitsende zu fassen, dass die Biegung am Maul der Schere sich über den Zeigefinger des Instrumentanten wölbt.

Bei vaginalem Zugang muss der Instrumentant seine Hand mit dem Instrument drehen, damit der Operateur die Schere so greifen kann, dass die Biegung des Mauls der Schere der zu schneidenden Struktur folgt.

4.4.6 Gynäkologische Spezialinstrumente

In jeder gynäkologischen Operationsabteilung gibt es wiederum Spezialinstrumente, von denen

Abb. 4.27 Uterusschere nach Bozemann. (Fa. Aesculap AG, mit freundlicher Genehmigung)

hier wegen der Vielfalt nur einige wenige genannt werden können.

Hysteroskop

Das Wort „Hystera" kommt aus dem Griechischen und bedeutet Gebärmutter, „Skopie" bedeutet Spiegeln. Hysteroskopie (Gebärmutterspiegelung) bedeutet, die Gebärmutterhöhle mittels optischen Instrumenten einzusehen. Dabei wird das Bild der Höhle auf einen Monitor übertragen. Die Indikation zu einer Hysteroskopie kann diagnostisch wie auch therapeutisch bedingt sein.

Vor einer Kürettage wird häufig hysteroskopiert, um eine Ausschabung im unbekannten

Raum zu vermeiden. Nach Desinfektion und Einstellung der Scheide mittels Spekula wird das Hysteroskop, ein Lichtstab mit ca. 3,5 mm Durchmesser, eingeführt. Um die Gebärmutterhöhle zu entfalten, wird angewärmte „Purisolelösung" eingebracht.

▶ Bei einer operativen HSK (Hysteroskopie) darf wegen des Einsatzes eines HF-Gerätes kein NaCl angewendet werden, denn dadurch kann es zu Verbrennungen kommen.

Das Instrument überträgt durch den Anschluss an ein Videosystem das Bild der Gebärmutterhöhle in vielfacher Vergrößerung auf den Bildschirm, dadurch kann schnell über den Fortgang der Operation entschieden werden. Über das Hysteroskop können Polypen abgetragen, Geweeproben zur Krebsdiagnostik entnommen oder eine visuelle Diagnose der Schleimhaut vorgenommen werden.

Das Hysteroskop besteht aus zwei Teilen, einer Optik und einem Schaft (Abb. 4.28). Das Instrument muss vor dem Eingriff zusammengebaut werden. Alle Anschlüsse, Lichtleitkabel und Spülschlauch werden überprüft und erst nach der Platzierung des Hysteroskops im Uterus angeschlossen.

Morcellator

Um über einen vaginalen Zugang einen großen Uterus entfernen zu können, ist es häufig nötig, das Präparat zu zerstückeln. Das Wort für Zerstückelung kommt aus dem Französischen und heißt „morcellement". Dementsprechend heißt das Instrument Morcellator. Das ist ein Messer, das die kräftige Uterusmuskulatur problemlos durchdringt.

Viele Operationen in der Gynäkologie sind laparoskopisch durchführbar. Vielfach ähneln die Instrumente denen in Abschn. 4.2 vorgestellten. Wenige Spezialinstrumente kommen hinzu, als Beispiel sei hier nur eines genannt:

Endoskopischer Morcellator

Dieses Instrument ermöglicht eine intraabdominelle Zerkleinerung des Myoms oder des Uterus über einen kleinen Motor, der das Uterusgewebe

Abb. 4.28 Hysteroskop (Foto: M. Liehn)

drehend zerstückelt. Die dazu benötigten Messer sind Einwegmesser, die nach jedem Gebrauch verworfen werden. Es besteht aus mehreren Einzelteilen und muss nach den Angaben des Herstellers am Instrumentiertisch zusammengebaut werden. Nicht benutzt werden darf es bei malignen Tumoren oder dem Verdacht darauf.

4.5 Urologische Instrumente

In der Urologie werden die bekannten Grund- und Bauchinstrumente benötigt und bei Schnittoperationen einige Spezialinstrumente, die hier vorgestellt werden. Viele Eingriffe werden jedoch transurethral durchgeführt und hier kommen andere Instrumente zum Einsatz, als die bisher besprochenen.

4.5.1 TURP und TURB-Instrumente

Die Abkürzung TUR steht für transurethrale Resektion, also wird durch die Harnröhre in der Blase (TURB) oder an der Prostata (TURP) Gewebe entfernt. Dazu wird durch die Harnröhre ein Instrument mit einem Lumen in die Blase eingeführt und an eine Lichtquelle und einen Monitor angeschlossen, sodass der Operateur das Operationsfeld auf dem Monitor erkennen kann. Das erkrankte Gewebe wird dann jedoch nicht mit einer Schere entfernt, sondern mittels Schlingen, die hochfrequenten Strom führen.

Im Vorfeld wird ein Urethrotom in die Harnröhre eingeführt, um diese an ihrer Engstelle einzuschlitzen. Das kann unter Sicht erfolgen als Urethrotomie nach Sachse oder „blind" als Urethrotomie nach Otis (Abb. 4.29). Das Harnröhrenmesser ist in das Instrument integriert und wird vom Operateur manuell ausgefahren, wenn die Engstelle erreicht ist.

Soll Gewebe aus der Prostata oder der Blase entfernt werden, spricht man von einer Resektion, dementsprechend heißt das Instrument Resektoskop (Abb. 4.30). In dieses Resektoskop wird eine Optik eingeführt, die die Sicht ermöglicht, über verschiedene Arbeitskanäle wird Spülflüssigkeit zugeführt und abgelassen und die einzelnen Resektionsinstrumente eingeführt.

Wird in einem mit Flüssigkeit gefüllten Raum mittels hochfrequentem Strom gearbeitet, darf diese Flüssigkeit keinesfalls Strom leiten, deshalb ist Kochsalzlösung oder Wasser nicht möglich. Die Lösung muss elektrolytfrei sein, deshalb kommt häufig „Purisole" (Fa. Fresenius-Kabi) zum Einsatz.

Instrumentation
Da der Patient für diese Eingriffe in die Steinschnittposition verbracht wird, sitzt der Operateur zwischen den angehobenen Beinen. Hier gelten die gleichen Regeln der Instrumentation, die bei den vaginalen Eingriffen angesprochen wurden. Der Instrumentant steht im Rücken des Operateurs und reicht an dessen rechtem Arm vorbei die Instrumente an.

Im Vorfeld müssen die einzelnen Instrumente zusammengesetzt werden. Das muss unbedingt

Abb. 4.29 Urethrotom nach Otis. (Fa. Karl Storz, mit freundlicher Genehmigung)

a

b

c

d

e

Abb. 4.30 (a–e) **Elektroresektionsinstrument** (a) Resektoskop mit eingesetzter Optik und teflonüberzogenem Schaft mit Zentralhahn. (**b**) Atraumatischer Spreizobturator nach Leusch für den Schaft, der das scharfkantige Schaftende abdeckt. (**c**) Schlingenelektrode. (**d**) Elektrodenvarianten: oben Hakensonde, unten Koagulationselektrode mit Kugelrolle. (**e**) Anschluss der Elektrode an das Hochfrequenzleitkabel am Elektrotom. (Fa. Karl Storz, mit freundlicher Genehmigung)

vorher geübt werden, da jeder Hersteller eigene Mechaniken bevorzugt. Die Instrumente werden zusammengebaut und es muss geprüft werden, ob die einzelnen Mechaniken reibungslos funktionieren, nur dann kann ein Instrument eingesetzt werden. Alle benötigten Zusatzinstrumente liegen standardisiert bereit.

Das Instrument wird an seinem Arbeitsteil gefasst und schräg mit dem Griff nach oben angereicht, sodass es sofort in die Harnröhre eingeführt werden kann. Alle transurethral benötigten Instrumente werden in dieser Form angereicht.

Viele Eingriffe in der Urologie werden laparoskopisch durchgeführt, die Instrumente ähneln denen in Abschn. 4.2 vorgestellten, mit wenigen Zusatzinstrumenten, die der Steinbergung dienen. Diese sehen aus wie kleine Körbchen oder Löffel und können Steine aufnehmen und durch einen Trokar nach außen bergen. Die Instrumentation ändert sich nicht.

Schnittoperationen in der Urologie
Wird die Operation über einen Schnitt durchgeführt, kommen Grund- und Laparotomieinstrumente zum Einsatz.

4.5.2 Prostata und Blase

Durch die besonderen anatomischen Verhältnisse, z. B. im kleinen Becken, müssen die Haken lang und schmal sein und einen relativ spitzen Winkel vorweisen (Abb. 4.31a).

Der Platz zum Operieren ist im kleinen Becken sehr begrenzt, deshalb werden selbsthaltende Systeme bevorzugt, die einen geringen Platzbedarf haben (Abb. 4.31b).

Retraktoren, Fasszangen und Präparierklemmen sind häufig im Griff gewinkelt, um den Zugang zur Prostata übersichtlich zu halten (Abb. 4.31c).

4.5.3 Nieren

Wird an der Niere operiert, liegt in der Regel eine Tumor- oder Steinerkrankung zugrunde.

Wird eine Niere entfernt, müssen die benötigten Klemmen fest fassen, um eine starke Blutung zu vermeiden. Muss die Blutzufuhr nur passager unterbrochen werden, dürfen die zarten Gefäßstrukturen am Nierenhilus durch das Abklemmen nicht zerstört werden. Gleiches gilt für Klemmen, die den Ureter fassen sollen.

Das bedeutet, die Klemmen haben eine atraumatische Riefelung und eine Biegung am Arbeitsteil, die die Übersicht gewährleistet. Hier kommen spezielle Klemmen für die Urologie zum Einsatz (Abb. 4.32a) oder atraumatische Klemmen, die aus der Darm- oder der Gefäßchirurgie bekannt sind, wie die **Satinsky**-Klemme (Kap. 3, Abb. 3.8b).

Vergleichbar wäre die Nierenklemme nach **Stille**, die hier nicht abgebildet ist. Um am Nierenstiel (Hilus) zu arbeiten, wird eine Biegung des Mauls wie bei der **Satinsky**-Klemme oder eine Winkelung wie bei der **Wertheim**-Klemme benötigt, um die Sicht zu erhalten.

Abb. 4.31 (**a**) **Blasenspatel nach Legueu.** (Fa. Aesculap AG, mit freundlicher Genehmigung). (**b**) **Blasenspreizer nach Millin.** (Fa. Aesculap AG, mit freundlicher Genehmigung). (**c**) **Prostatafasszange nach Millin.** (Fa. Aesculap AG, mit freundlicher Genehmigung)

Abb. 4.32 (**a**) **Nierenklemme nach Guyon.** (Fa. Aesculap AG, mit freundlicher Genehmigung). (**b**) **Nierenstein-zange nach Randall.** (Fa. Aesculap AG, mit freundlicher Genehmigung)

Zur Steinbergung werden Zangen benötigt, die einen Stein fassen, halten und entfernen können (Abb. 4.32b). Um allen anatomischen Regionen Rechnung zu tragen, liegen sie mit unterschiedlichsten Biegungen im Arbeitsteil vor. Sie sind nicht arretierbar, damit der Operateur fühlen kann, wie fest der Stein in der Zange gehalten werden muss, eine Sperre könnte durch zu festen Druck den Stein zerstören und so Steinkonkremente im Situs belassen.

Instrumentation
Die Instrumentation in der Urologie unterscheidet sich in der Instrumentation bei transurethralen Eingriffen (Abschn. 4.5.1) von der Instrumentation bei Schnittoperationen. Hier steht der Instrumentant dem Operateur gegenüber. Dieser steht auf der Seite des Patienten, auf der der Befund diagnostiziert wurde.

Alle Instrumente werden am Arbeitsteil gefasst, die Biegung folgt der anatomischen Struktur, an der das Instrument eingesetzt werden soll.

Bei Operationen im kleinen Becken ist es für den Instrumentanten häufig schwierig, ungehinderte Sicht auf den Situs zu haben. Deshalb kann es anfangs vorkommen, dass das entsprechende Instrument nicht in der gewünschten Form angereicht wird. Bitte verfolgen Sie genau, was der Operateur mit dem Instrument macht, denn wenn er das Instrument in der Hand drehen muss, bevor es eingesetzt werden kann, sollte dies beim nächsten Anreichen bedacht werden.

4.6 Gefäßchirurgische Instrumente

Gefäßchirurgische Eingriffe werden in speziellen Abteilungen durchgeführt, trotzdem sind einige der benötigten Instrumente in jeder Abteilung vorrätig und müssen bekannt sein. Um Eingriffe am Gefäßsystem durchführen zu können, müssen einige Grundregeln beachtet werden.

Der Aufbau von Venen und Arterien muss bekannt sein, denn daraus resultiert die Einsicht in die benötigten Klemmen und das Nahtmaterial. Wenn ein Gefäß abgeklemmt werden soll, gleichgültig, ob zum Anbringen eines Bypasses, eines Interponats, eines Venenersatzes oder einer Gefäßprothese, muss der Instrumentant die korrekte Klemme kennen, das Nahtmaterial mit der richtigen Nadelform bestimmen können und den entsprechenden Nadelhalter auswählen.

Der Anspruch an Instrumente, mit denen Gefäße gefasst, angeklemmt und ausgeklemmt werden, ist immer der der atraumatischen Riefelung und weichen Sperre. Venen haben keine Muskulatur, deshalb sind sie noch empfindlicher gegen traumatische Pinzetten und hart fassende Klemmen als Arterien. Deshalb werden atraumatische Pinzetten (Abschn. 3.1.2) angereicht, wenn am Gefäßsystem operiert wird.

Die Größe der Klemme richtet sich nach dem Gefäßkaliber. An der Aorta muss die Klemme einen größeren Widerstand halten als an der A. femoralis. Nach dem Zugang zu dem Gefäß richtet sich die Form des gesamten Instruments, v. a. die Biegungen in den Branchen entsprechen dem Operationssitus.

4.6.1   Gefäßklemmen

Viele Gefäßklemmen wurden in Abschn. 3.1.4 schon benannt und beschrieben, weil sie auch als Darmklemmen benutzt werden können.

Hinzu kommen Arterien- oder Gefäßklemmen, die speziell für die Gefäßchirurgie entwickelt wurden. Diese Klemmen haben immer eine atraumatisch profilierte Maulfläche, sie sind gekörnt, geriefelt, glatt oder fein kariert. Nach dieser atraumatischen Körnung sind viele Klemmen benannt, je nachdem, welcher Gefäßchirurg das Profil bevorzugte: **De Bakey** (längsgeriefelt mit feinsten Zähnchen) oder **Cooley** (ähnlich, die Riefelung ist plastischer angeordnet oder kariert).

In manchen Abteilungen gibt es die **Pilling**-Pinzette oder Klemme, auch mit einer atraumatischen längsgeriefelten oder gekörnten Maulprofilierung, der Name ist der der Herstellerfirma. Die Klemmen nach **Cooley** gelten als Gefäßklemmen (Abb. 4.33a). Es gibt sie mit unterschiedlich gewinkeltem (30 °, 60 °, 90 ° etc.) Maulteil und einer atraumatischen Zahnung, die ein Fassen von Gewebe ohne Quetschung erlaubt.

Die Gefäßklemmen nach **De Bakey** haben eine spezielle von ihm entwickelte atraumatische Zahnung, sie können als Gefäßklemme aber auch als Ligaturklemme oder Darmklemme angewendet werden (Abb. 4.33b). Die Branchen sind abgebogen und das Maulteil unterschiedlich gebogen.

Im operativen Gebrauch wird häufig nur die Gradeinteilung der Klemme benutzt, 45 ° oder 90 °-gewinkelte Klemmen, gebogene oder S-förmige Klemme.

Gefäßklemmen sperren entweder federnd oder haben eine weichklemmende Sperre, um auch im Gefäßlumen keine Traumatisierung zu provozieren. Diese Sperre ist in Gramm definiert und häufig mit Arterie oder Vene gekennzeichnet. Werden die Klemmen manuell angelegt, haben sie einen gerillten Griff, damit der Chirurg präzise fassen kann und keinesfalls von der Klemme abrutscht (Abb. 4.33c, d).

Für sehr feine Gefäße kommen Mikro-Bulldog-Klemmen zum Einsatz, die wegen ihrer Größe nicht mehr direkt manuell aufgebracht werden können, sondern über eine Applikationszange platziert werden (Abb. 4.33e, f).

Vergleichbare Gefäßklemmen werden nach **De Bakey**, **Glover** oder **Dieffenbach** benannt.

Instrumentation

▶ Jeder Instrumentant muss die Operation kennen und es muss absolut klar sein, was geschehen könnte, wenn das falsche Instrument zum Einsatz kommt.

Anhand des Operationssitus kann der Instrumentant die Länge und die Form der benötigten Klemme wählen. Die Klemme wird am Maul gefasst, die Biegung des Maules folgt zumeist der Wölbung der rechten Hand des Instrumentanten, um diagonal gehalten, dem Operateur übergeben zu werden (Abb. 4.34a , b).

Beim Anreichen eines Minibulldogs im Applikator muss bedacht werden, dass die Klemme nicht in der Zange fixiert ist und deshalb auf dem Weg zum Situs nicht aus dem Applikator fallen darf. Daraus resultiert dann der Anreichwinkel. Selbstverständlich werden alle Klemmen prä-, intra- und postoperativ gezählt.

4.6.2   Dissektoren

Im Lumen eines Gefäßes können sich z. B. Kalkablagerungen festsetzen. Um diese stumpf und für die Gefäßwand schonend zu entfernen, kommt häufig ein Dissektor zum Einsatz (Abb. 4.35a, b). Dissektieren bedeutet so viel wie spalten, voneinander trennen. Eine Dissektion kann mit einem Instrument vorgenommen werden, aber auch mittels Wasserstrahl, Ultraschall und anderen Medien. Gefäßdissektoren liegen stumpf oder scharf vor, bestehen aus einem Griff und dem Arbeitsende. In der Regel kommen in der Gefäßchirurgie die stumpfen Dissektoren zum Einsatz (in der HNO werden die scharfen Dissektoren benutzt, um die Tonsillen aus ihrem Bett schälen).

Das Arbeitsende ist leicht aufgebogen, der Griff kräftiger mit einer geriefelten Fläche. Zum Einsatz kommen ebenfalls Dissektoren mit einem

Abb. 4.33 (a) **Gefäßklemme nach Cooley.** (Fa. Aesculap AG, mit freundlicher Genehmigung). (b) **Gefäßklemme nach De Bakey.** (Fa. Aesculap AG, mit freundlicher Genehmigung). (c) **Bulldog-Klemme nach De Bakey-Hess.** (Fa. Aesculap AG, mit freundlicher Genehmigung). (d) **Bull-dog-Klemme nach De Bakey.** (Fa. Aesculap AG, mit freundlicher Genehmigung). (e) **Mini-Bulldog-Klemme.** (Fa. Aesculap AG, mit freundlicher Genehmigung). (f) **Zange zum An- und Abnehmen nach Johns-Hopkins.** (Fa. Aesculap AG, mit freundlicher Genehmigung)

Abb. 4.34 (**a**) Anreichen einer Gefäßklemme zum Abklemmen eines Gefäßes (Foto: M. Liehn). (**b**) Anreichen einer Gefäßklemme zum Ausklemmen eines Lumens (Foto: M. Liehn)

doppelendigen Arbeitsteil. Hier ist zu prüfen, ob
beide Enden stumpf sind, oder eines stumpf und
eines scharf (Abschn. 4.3.1).

Instrumentation
Das Instrument wird an seinem Arbeitsende ge-
fasst, die aufgebogene Fläche zeigt in das Gefäß.
Der Dissektor wird schräg gehalten und mit der
Arbeitsfläche voran dem Operateur übergeben.

4.6.3 Scheren

In der Gefäßchirurgie kommen sehr unterschiedlich gebogene und gewinkelte Scheren
(Abb. 4.36a, b) zum Einsatz, um im und am
Gefäß präzise schneiden zu können. Die gewinkelte Schere nach **Potts de Martell** (kurz: **Potts**-
Schere) wird eingesetzt, um ein Gefäß nach einer Stichinzision längs zu eröffnen, der Winkel
kann variieren. Gerade, spitze Scheren werden
zur Durchtrennung eines Gefäßes bevorzugt. Bei

Abb. 4.35 (**a**) **Dissektor nach Schmidt.** (Fa. Aesculap
AG, mit freundlicher Genehmigung). (**b**) **Dissektor nach
Tönnis.** (Fa. Aesculap AG, mit freundlicher Genehmi-
gung)

schwer zugänglichem Situs können die Branchen
S-förmig oder C-förmig gebogen sein.

Instrumentation
Für die Instrumentation gelten die in Abschn. 4.6.1
angegebenen Regeln. Der Instrumentant weiß um
den geplanten Einsatz und kann die gewünschte
Schere dem Situs entsprechend anreichen.

4.6.4 Nerven- und Gefäßhäkchen

Zum Aufladen eines Gefäßes oder eines Nervs
gibt es ein stumpfes Häkchen, 90 ° gebogen mit
einer runden Aufladefläche. Mit diesem Häkchen
kann das Gefäß unterfahren und bei Bedarf von
den umgebenden Strukturen gelöst werden. Einige haben einen kleinen runden Knopf an dem
Ende der Arbeitsfläche, andere sind vorn nur abgerundet (Abb. 4.37a, b).

Abb. 4.36 (**a**) **Gewinkelte Schere nach Potts de Martell.** (Fa. Aesculap AG, mit freundlicher Genehmigung). (**b**) **Gewinkelte Schere nach De Bakey.** (Fa. Aesculap AG, mit freundlicher Genehmigung)

Abb. 4.37 (**a**) **Nerv-Häkchen nach Crile.** (Fa. Aesculap AG, mit freundlicher Genehmigung). (**b**) **Nerv- und Gefäß-Häkchen nach Caspar.** (Fa. Aesculap AG, mit freundlicher Genehmigung). (**c**) **Tunnelierrohr mit Handgriff nach Jenkner.** (Fa. Aesculap AG, mit freundlicher Genehmigung)

4.6.5 Tunnelator

Als letztes sei hier noch ein Instrument genannt, dass Gewebe tunnelt, um z. B. eine vorbereitete Vene oder eine Gefäßprothese durch Weichteilgewebe zu führen (Abb. 4.37c). Dazu wird das Weichteilgewebe gespreizt, der Tunnelator in entgegengesetzter Richtung eingebracht und die Vene durchgezogen. In vielen Abteilungen kommt stattdessen eine feine gebogene Kornzange zum Einsatz.

Viele andere Instrumente finden in der Gefäßchirurgie Anwendung, die hier keine Erwähnung finden. Über Operationslehren und v. a. in der eigenen Operationsabteilung ist es unerlässlich, die Instrumente kennenzulernen und ihre Aufgabe, ihr Handling und ihre Namen zu üben. Jeder eingearbeitete Kollege ist sicher gern bereit, Wissenslücken zu schließen.

4.7 Mikroinstrumente

In vielen operativen Disziplinen, in denen unter dem Mikroskop gearbeitet wird, kommen Mikroinstrumente zur Anwendung. Sie sind besonders zart und dementsprechend empfindlich gegen falsche Beanspruchung oder unsachgemäße Anwendung. Für dieses Instrumentarium gelten andere Bedingungen im Umgang, in der Instrumentanz und in der Lagerung.

Die Instrumente sind anders aufgebaut und so fein gebaut und geschliffen, dass jeder falsche Einsatz den Schliff oder die Spitze beschädigen würde. In den Griffen sind die Instrumente abgeflacht und haben außen ein Profil, was sie sicher in der Handhabung werden lässt. Sind die Griffflächen rund, ist ein Drehen während der Anwendung sehr leicht möglich, ohne dass die zweite Hand benötigt wird. Manche Mikroinstrumente haben eine kleine Aushöhlung für die Finger des Operateurs, damit das Instrument fest und ausbalanciert benutzt werden kann, denn unter dem Mikroskop entfällt der prüfende Blick auf das Instrument, da muss sicher erfühlt werden, ob das Instrument gut in der Hand liegt.

Die Pinzetten sind anatomisch, atraumatisch oder ohne Riefelung, aber auch chirurgische Pinzetten sind erhältlich. Die Scheren haben einen

Federmechanismus und die Nadelhalter gibt es wahlweise mit oder ohne Rasterarrettierung.

4.7.1 Beispiele

Beispiele für Mikroinstrumente zeigen Abb. 4.38a–e.

4.7.2 Umgang

Instrumentanz unter dem Mikroskop bedeutet, die Instrumente so anzureichen und abzunehmen, dass der Operateur nicht aus dem Vergrößerungsbereich wegschauen muss. Dazu müssen die Instrumente sicher in die Hand gegeben und wieder abgenommen werden. Da der Anreichwinkel bei jeder Operation und von Operateur zu Operateur variiert, muss geübt werden, wie das Instrument angereicht werden kann, ohne an das Mikroskop zu stoßen. Jede Erschütterung durch unkontrolliertes Anstoßen an das Mikroskop lässt den Operationssitus nicht mehr erkennen und erlaubt keine zielgenaue Operation mehr. Befinden sich dann Instrumente im Situs, ist die Verletzungsgefahr für das empfindliche Gewebe immens.

Auf dem Instrumentiertisch müssen die feinen Instrumente so gelagert werden, dass sie keinen Schaden nehmen. Dazu gibt es industriell gefertigte Gummimatten, die den Instrumenten Halt und Schutz bieten (Abb. 4.38f). Auf keinen Fall

dürfen sie mit ihren Spitzen an das Metall des Tischse gestoßen werden, denn auf der einen Seite wird dadurch das Abdeckmaterial verletzt und somit ist die Sterilität nicht mehr gewährleistet, auf der anderen Seite wird die Spitze des Instruments dadurch zerstört.

In der Regel werden Mikroinstrumente geschlossen angereicht. Der Instrumentant schließt zart das Instrument, reicht es an, durch den Federmechanismus ergibt sich in der Hand des Operateurs ein geringer Druck, der das Einführen in den kleinen Situs erleichtert. Nur in Ausnahmefällen, auf ausdrücklichen Wunsch des Operateurs, können diese Instrumente geöffnet angereicht werden.

Nadelhalter sind mit und ohne Raster erhältlich. Auch hier ist mit dem Operateur abzusprechen, ob die Nadel-Faden-Kombination eingespannt angereicht werden soll oder ob der Nadelhalter leer angereicht und das Nahtmaterial gesondert unter den Mikroskopausschnitt gehalten wird, damit der Operateur es selbst einspannen kann. Bei sehr dünnem Material ist die letztgenannte Möglichkeit zu bevorzugen, da mit bloßem Auge die Nadel nur sehr schlecht erkennbar ist.

Zur Aufbereitung werden Mikroinstrumente ebenfalls auf Gummimatten oder fixiert auf passende Siebschalen gegeben, da sie durch unsachgemäßen Transport beschädigt werden würden (Kap. 7).

Abb. 4.38 (a) **Mikropinzette mit Rundgriff.** (Fa. Aesculap AG, mit freundlicher Genehmigung). (b) **Mikrofederschere mit Flachgriff.** (Fa. Aesculap AG, mit freundlicher Genehmigung). (c) **Mikrofederschere mit Rundgriff.** (Fa. Aesculap AG, mit freundlicher Genehmi-gung). (d) **Mikronadelhalter mit Sperre.** (Fa. Aesculap AG, mit freundlicher Genehmigung). (e) **Mikronadelhalter ohne Sperre.** (Fa. Aesculap AG, mit freundlicher Ge-nehmigung). (f) **Mikroinstrumente auf einer Gummi-matte auf dem Instrumentiertisch** (Foto: M. Liehn)

Tischaufbau

5

Margret Liehn

In jeder Abteilung und in jedem OP gibt es standardisierte Tischaufbauanleitungen, die verbindlich für jeden Mitarbeiter gelten. Bei diesen Standards werden viele Regeln zugrunde gelegt. Auf dem Instrumentiertisch werden alle Instrumente in festgelegter Anzahl vorbereitet, die für die Operation benötigt werden. Dabei sind eine gute Übersicht und ein operationsspezifischer Aufbau wichtig (Abb. 5.1).

Es gilt die Regel, Skalpelle nur so lange auf dem Instrumentiertisch aufzubewahren, wie sie benötigt werden. Da die Abdeckmaterialien häufig nur noch einlagig vorliegen, muss bedacht werden, dass Skalpellklingen gesondert geschützt werden müssen, damit sie nicht unbeabsichtigt das Abdeckmaterial (den Tischsack) durchdringen; es kann ein extra vorbereitetes Tuch daruntergelegt werden oder es können Schalen benutzt werden. Anatomische Pinzetten werden z. B. durch Scheren räumlich von den chirurgischen Pinzetten getrennt, damit es nicht zu Verwechslungen kommt. Ob die Pinzetten mit der Öffnung zur Tischinnenseite oder -außenseite zeigen, obliegt dem Standard des jeweiligen Hauses. Pinzetten ineinander zu legen, um Platz zu sparen, beinhaltet die Gefahr, dass sie sich nicht trennen lassen, wenn es schnell gehen muss. Dann verhaken sich zwei Pinzetten ineinander, die Trennung kostet Zeit, im ungünstigsten Fall fällt eine Pinzette auf den Boden.

Haken werden paarweise vorbereitet und die scharfen Haken liegen immer mit den Zähnen nach oben, um eine Perforation des Tischbezugs zu vermeiden. Beim Greifen der Haken muss die eigene Verletzungsgefahr bedacht werden. Häufig werden die scharfen Haken nach der Eröffnung des Peritoneums auf den Beistelltisch gelegt. Auch hier muss gewährleistet sein, dass das Abdeckmaterial nicht perforiert wird.

Chirurgische und anatomische Klemmen werden in gleicher Anzahl gemäß Standard vorbereitet. Dabei sollte die Abteilung sich darauf einigen, ob immer eine gerade oder eine ungerade Anzahl auf dem Instrumentiertisch zu liegen kommt. Anatomische und chirurgische Klemmen liegen zur schnellen Unterscheidung immer gegenläufig auf dem Tisch.

Scheren werden für die Organpräparation und zum Abschneiden der Fäden auf dem Instrumentiertisch vorbereitet, die Längen richten sich nach dem zu operierenden Befund und dem Patienten.

In die geraden Kornzangen werden Tupfer eingespannt, Kugeltupfer oder Präpariertupfer in immer gleicher Anzahl.

Instrumente und eingespannte Nahtmaterialien dürfen keinesfalls über die Kante des Tisches hinausragen bzw. herunterhängen, da so die Sterilität nicht gewährleistet werden kann. Nur auf der Seite des Instrumentiertischs, die zum steril abgedeckten Patienten zeigt, dürfen z. B. die vorbereiteten Stieltupfer die Tischkante überragen.

Werden Flüssigkeiten benötigt, gibt es in jeder Abteilung einen festgelegten Code zur Markierung, der für jeden Mitarbeiter verbindlich ist.

© Springer-Verlag GmbH Deutschland, ein Teil von Springer Nature 2022
M. Liehn, H. Schlautmann, *1x1 der chirurgischen Instrumente*,
https://doi.org/10.1007/978-3-662-65028-8_5

Abb. 5.1 Beispielhafter Tischaufbau eines Grundtischs (Foto: M. Liehn)

Bei Bedarf stehen kleine Schälchen mit Flüssigkeit auf dem Instrumentiertisch, andere auf dem
Beistelltisch.

Kabel und Elektrode zur Anwendung des
hochfrequenten Stroms, Saugerschlauch mit dem
entsprechenden Ansatz und bei Bedarf Tuchklemmen liegen bereit und werden nach der sterilen Patientenabdeckung angereicht und angeschlossen.

Verbleibt das Nahtmaterial in der Verpackung
bis zum Anreichen, kann der Nadelhalter auf den
Instrumentiertisch gelegt werden, dabei ist auf
jeden Fall darauf zu achten, dass die Nadel nicht
die Tischabdeckung perforiert (Abb. 5.2). Sinnvoll ist hier, wie schon bei den Skalpellklingen
angesprochen, eine doppelte Abdeckung zur Sicherheit.

Auf den Beistelltischen stehen die Instrumentensiebe in sinnvoller Reihenfolge nebeneinan-
der. Teilweise ist es notwendig, Siebe übereinan-
der zu stapeln, dann gilt die Regel, dass aus den

**Abb. 5.2 Vorbereiteter Nadelhalter auf dem Instru-
mentiertisch.** (Foto: M. Liehn) Ein zusätzliches Tuch
schützt die Tischabdeckung vor Perforation

Abb. 5.3 Zusatztisch

unteren alle üblicherweise benötigten Instrumente herausgenommen werden. Zusatzinstrumente, die sicher benötigt werden, können ebenfalls auf dem Instrumentiertisch vorbereitet werden. Alles, was evtl. benötigt wird, liegt auf den/dem Zusatztisch(en) griffbereit (Abb. 5.3). Alle vorbereiteten, gezählten Textilien, Nahtmaterialien, Schälchen für Flüssigkeiten und zusätzlich benötigtes Instrumentarium liegen griffbereit.

Jeder Mitarbeiter benutzt den gleichen Tischaufbau! Nach einer geraumen Zeit findet der Einzelne ohne Mühe jedes Instrument, das

benötigt wird, nahezu blind. Jedes benutzte Instrument wird nach ggf. oberflächlicher Säuberung wieder an seinen ursprünglichen Platz zurückgelegt, um die Übersicht zu erhalten.

▶ Erst nach der postoperativen Zählkontrolle im Vier- bis Sechs - Augenprinzip und der Dokumentation des Zählstands der Instrumente, Textilien und Nadeln und nach der fertiggestellten Hautnaht dürfen die Instrumente den Saal verlassen, um der Aufbereitung zugeführt zu werden.

Handling

Margret Liehn

In der Beschreibung der einzelnen Instrumente wurden Hinweise zur Instrumentation gegeben. Um Wiederholungen zu vermeiden, werden hier nur die allgemein gültigen Richtlinien erwähnt.

Jedes Instrument wird vom Instrumentanten an dem Arbeitsteil oder direkt am Maul gegriffen, damit der Chirurg in die Ringe bzw. die Branchen oder den Stiel greifen kann und das Instrument sofort einsetzbar ist. Dabei liegt das Instrument gerade oder diagonal in der Hand, je nachdem, wo und wie es im Situs benötigt wird. Zu beachten ist, wo der Schwerpunkt des Instrumentes liegt, um ein einfaches Anreichen zu gewährleisten.

Schwierig sind Instrumente mit einer gebogenen oder gar doppelt gebogenen Arbeits- oder Grifffläche. Hier muss sich der Instrumentant vorstellen können, wie das Instrument eingesetzt wird, um die Biegung korrekt zu fassen. Außerdem muss er wissen, wie das Instrument am Erfolgsorgan eingesetzt werden soll. Alles verändert sich wieder, wenn der Chirurg neben dem Instrumentanten steht oder Linkshänder ist. Deshalb sind Fehler beim Anreichen zu Beginn der Ausbildung im OP nicht zu vermeiden und sollten den Anfänger nicht entmutigen.

Jeder Instrumentierende muss sein Instrument mit den Augen bis zum Einsatz am Patienten begleiten, denn daran ist zu erkennen, ob die Instrumentation korrekt war. Muss der Chirurg sein Instrument in der Hand drehen, muss die Instrumentation kritisch überdacht und beim nächsten Einsatz korrigiert werden.

Instrumente mit Ringen werden in der Regel diagonal am Arbeitsteil gehalten und so angereicht, dass der Operateur in die Ringe greifen kann. Ausnahme ist die Kornzange mit dem eingespannten Tupfer, der senkrecht angereicht wird (Kap. 3, Abb. 3.7c). Haken werden in der Regel waagerecht gehalten, wie sie in den OP-Situs eingebracht werden. Pinzetten werden senkrecht angereicht.

Alle scharfen Instrumente, wie Skalpell oder scharfe Haken, müssen von oben gegriffen werden, um den Instrumentanten während der Abnahme durch den Arzt nicht zu gefährden.

Es sollte immer beidhändig gearbeitet werden, um sofort nach Abnahme eines benutzten Instruments das folgende anreichen zu können. Sinnvoll ist es, Tätigkeiten mit der linken (bei Rechtshändern) Hand zu üben, um eine gewisse Sicherheit zu erreichen. Häufig wird der Instrumentant gebeten, während des Bauchdeckenverschlusses die Fäden nach dem Knoten abzuschneiden, auch das sollte mit der linken wie auch mit der rechten Hand möglich sein.

Abnehmen der benutzten Instrumente

Neben dem Anreichen ist das Abnehmen der Instrumente manchmal schwer in den Arbeitsablauf einzufügen. Das benutzte Instrument wird mit der einen Hand abgenommen, währenddessen ist das folgende Instrument schon bereit in der zweiten Hand, damit der Übergang in der Hand des Operateurs flüssig von statten geht. Geübte In-

strumentanten können mit dem abgespreizten kleinen Finger ein Instrument entgegennehmen und
gleichzeitig mit der gleichen Hand ein neues Instrument anreichen. Auch Schere und gleichzeitig
benötigte Pinzette können so angereicht werden,
während mit der zweiten Hand ein Instrument ent-
gegengenommen wird (Kap. 3, Abb. 3.4b).

Instrumente sind blutig, wenn sie vom Operateur zurückgegeben werden, Blut greift die Oberfläche der Instrumente an, wenn es länger einwirken kann, deshalb werden die Instrumente mit
einem Bauchtuch oder einer Kompresse vom Instrumentanten gesäubert, dafür wird kein NaCl
benutzt (Kap. 7). Außerdem kleben blutverkrus-
tete Instrumente am Handschuh und lassen sich
nicht optimal nutzen, Scherenblätter verkleben,

Gelenke sind nicht gängig – alles wichtige
Gründe, ein Instrument zu säubern, nachdem es
abgenommen wurde und bevor es auf dem Instrumentiertisch an seiner standardisierten Position
platziert wird. Zum Säubern wird z. B. ein feuchtes Bauchtuch benutzt, das nicht am Patienten
eingesetzt wird.

Das „Abwerfen" der Instrumente nach Beendigung eines Eingriffs findet nach den Regeln der
Aufbereitung statt (Kap. 7) und beginnt während
des Wundverschlusses.

▶ Niemals verlassen Instrumente und Textilien
   den Operationssaal, bevor die Operation
   nicht vollständig abgeschlossen und die
   Zählkontrolle endgültig durchgeführt ist.

Aufbereitung

Hannelore Schlautmann

Inhaltsverzeichnis

7.1 **Vorschriften** 90

7.2 **Grundregeln** 90
7.2.1 Nutzung im OP 90
7.2.2 Entsorgung 92

7.3 **Aufbereitung in der AEMP** 92
7.3.1 Reinigung und Desinfektion 92
7.3.2 Pflege und Funktionsprüfung 94
7.3.3 Verpackung 95
7.3.4 Sterilisation 96

Da das chirurgische Instrumentarium aller operativen Fachabteilungen innerhalb der Investitionsgüter einer Klinik einen enormen Wert hat, muss durch fachgerechte Aufbereitung Funktion und Wert der wieder verwendbaren Medizinprodukte über viele Jahre erhalten bleiben. Das Medizinproduktedurchführungsgesetz (MPDG) schreibt vor, jede Aufbereitung schriftlich zu definieren, um sie nachvollziehbar zu gestalten und die Aufbereitungsvorgänge zu dokumentieren.

Die Wiederaufbereitung in Form von Reinigung, Desinfektion, Pflege, Kontrolle und Sterilisation erfolgt in der Aufbereitungseinheit für Medizinprodukte, nachfolgend AEMP genannt. Der Begriff der zentralen Abteilung für Sterilgutversorgung (ZSVA) ist mancherorts noch gebräuchlich. Hier hat sich eine eigenständige, hochtechnisierte Abteilung entwickelt, deren Mitarbeiter durch eine qualifizierte Ausbildung ein eigenes Berufsbild entwickelt haben.

Es gibt verschiedene Arbeitskreise, die die Abläufe in der AEMP immer wieder überdenken und modifizieren. Am bekanntesten (seit 1976) ist der „Arbeitskreis Instrumentenaufbereitung" (www.A-K-I.org), der für die Aufbereitung von chirurgischen Instrumenten eine rote Broschüre erstellte („Instrumenten-Aufbereitung richtig gemacht"), die mittlerweile in der 11. Auflage 2017 vorliegt. Hier werden viele Voraussetzungen, Bedingungen und Vorschriften für die Aufbereitung der Medizinprodukte in Zusammenarbeit mit den Herstellern nach den neuesten Richtlinien beschrieben.

© Springer-Verlag GmbH Deutschland, ein Teil von Springer Nature 2022
M. Liehn, H. Schlautmann, *1x1 der chirurgischen Instrumente*,
https://doi.org/10.1007/978-3-662-65028-8_7

7.1   Vorschriften

Im MPDG (Medizinprodukte – Durchführungs-
gesetz), wie auch durch das RKI (Robert Koch
Institut) werden Gesetze und Richtlinien definiert, um Aufbereitungsprozesse nachvollziehbar
zu gestalten und um Schäden am Patienten und
am Personal zu vermeiden. Diese Regeln sind
sehr umfassend und können hier nicht vollständig dargestellt werden. Deshalb beschränken wir
uns im Folgenden auf den Umgang mit chirurgischem Instrumentarium im Operationsbereich
und der Vorbereitung dort auf die Aufbereitung.
Grundsätzliche Anforderungen in der AEMP
werden erwähnt.

7.2   Grundregeln

Die Grundregeln der Aufbereitung werden vom
Robert-Koch-Institut (RKI) als zentrale Einrich-
tung der Bundesregierung auf dem Gebiet der
Krankheitsüberwachung und Prävention definiert.
Das RKI untersteht dem Geschäftsbereich des
Bundesministeriums für Gesundheit und wirkt u. a.
mit bei der Entwicklung von Normen und Standards. Das RKI teilt die Instrumente in Klassen
ein, die chirurgischen Instrumente gelten als „kri-
tische" Instrumente und werden noch einmal in 3
Klassen unterteilt (a, b, c). Die Aufbereitung muss
dann schriftlich definiert und kontrolliert sein.

Eine der Grundforderungen, die das RKI definiert, ist, dass Instrumente möglichst unmittelbar
nach ihrem Gebrauch aufbereitet werden sollen,
damit Blut und andere Verunreinigungen nicht
an und in den Instrumenten trocknen, da dies die
Reinigung und Desinfektion erschwert. Ebenfalls
wird dort gefordert, dass Instrumente ggf. in ihre
Einzelteile zerlegt werden müssen, damit alle
Oberflächen dem Desinfektionsmittel zugänglich
sind.

▶ Auch nicht benutzte Instrumente sind in
    gleicher Weise wie benutzte aufzubereiten,
    d. h. sie müssen zerlegt bzw. geöffnet werden.

Fabrikneue Instrumente und Instrumente aus
Reparaturrücksendungen müssen vor der ersten
Anwendung den gesamten Aufbereitungsvor-
gang nach Herstellerangabe durchlaufen.

7.2.1   Nutzung im OP

Der sog. Instrumentenkreislauf beginnt mit der
Nutzung im Operationssaal.

Instrumentenkreislauf
- Nutzung
- Zerlegung
- Reinigung
- Desinfektion
- Optische Prüfung
- Pflege (Funktionsprüfung)
- Sterilisation (Dokumentation)
- Lagerung (Bereitstellung für die Nut-
  zung)

Während einer Operation zu beachten
Während der Operation kommen die Instrumente
ständig mit Körperflüssigkeiten in Kontakt, die
die Oberfläche angreifen können. Trotzdem
sollte für das Instrumentarium weitestgehend
auf die Benutzung von Kochsalzlösung (NaCl)
verzichtet werden, da nach längerem Kontakt
an den Instrumenten aus nichtrostendem Stahl
durch die enthaltenen Salze in der Lösung die
Oberflächenlegierung angegriffen wird und es
zu Korrosionen kommen kann. Leider lässt sich
das intraoperativ oft nicht vermeiden. Jodlösung,
Haut- und Schleimhautdesinfektionsmittel sowie
manche Gleitmittel greifen die Oberflächen der
Instrumente ebenfalls an und erschweren die anschließende Aufbereitung der Instrumente.

Des Weiteren ist eine sachgerechte Benutzung der chirurgischen Instrumente gemäß ihrer
Bestimmung während des operativen Eingriffs
von großer Bedeutung für die Werterhaltung
der Instrumente. Benutzte Instrumente dürfen
nicht „abgeworfen" werden, sondern müssen
korrekt und halb geöffnet, bzw. zerlegt auf eine
genormte, maschinengeeignete Siebschale gelegt
werden, damit es nicht zu Schädigungen an den
Instrumenten kommt. An Scheren oder Nadelhal-

tern können sich die Hartmetallspitzen abspalten, kommen die zarteren Instrumente unter den schweren zu liegen, kommt es zu Verformungen.

Nach der Ablage des kontaminierten Instrumentariums auf genormten Siebschalen wird es in dem Reinigungs- und Desinfektionsgerät (RDG)) gereinigt und desinfiziert. Vielfach haben diese „Abwurfsiebe" den Namen des benutzten Siebs oder eine definierte Nummer um den Mitarbeitern der AEMP die Zuordnung zu erleichtern. Anhand des Namens bzw. der Nummer können die Instrumente dem jeweiligen Sieb mittels Dokumentation wieder zugeführt werden. Die Siebschalen dürfen nicht überladen sein, da sonst das effektive Umspülen aller Teile nicht gewährleistet ist, es entstehen sog. Spülschatten. Schwere Instrumente liegen unten oder seitlich in den Siebschalen, Gefäße und Löffel liegen mit der Öffnung nach unten, damit sich kein Reinigungswasser sammeln kann, das unterstützt die anschließende Trocknung.

Alle Instrumente, die Gelenke haben (z. B. Scheren, Klemmen, Zangen, Nadelhalter) müssen halb geöffnet abgelegt werden, um die in den Schlüssen und Maulteilen befindlichen Ablagerungen für die Desinfektion und Reinigung zugänglich zu machen. Im geschlossenen Zustand können Ablagerungen nicht entfernt werden, das Instrument bleibt kontaminiert. Das Öffnen der Gelenke sollte bereits beim Ablegen erfolgen, um eine zusätzliche Belastung und Gefährdung des Aufbereitungspersonals zu verhindern. Zerlegbare Instrumente sind in Einzelteilen abzulegen.

Um Beschädigungen auszuschließen, sind bei feinem Instrumentarium spülmaschinengeeignete Matten, die von der Industrie angeboten werden, zu verwenden. Hier können die Instrumente rutschsicher abgelegt werden. Trays mit Fixiervorrichtungen für die Instrumente sind eine Alternative.

Weitere Anforderungen an die Mitarbeiter im OP zur Entsorgung des Instrumentariums

- Bei wiederverwendbaren Skalpellgriffen muss die Skalpellklinge aus dem Griff entfernt werden.
- Um Verletzungen zu vermeiden, sollte eine Klemme zum Entfernen verwendet werden.
- Nadeln und andere scharfe Gegenstände sind in entsprechenden Sicherheitsboxen zu entsorgen.
- Hochfrequenzkabel und Motorsysteme werden geordnet in die Siebkörbe gelegt (Abb. 7.1).
- Motorensysteme werden auf gesonderten Haltevorrichtungen angeordnet, Druckluftschläuche sind zusammensteckbar und können so maschinell aufbereitet werden.
- Mikrochirurgische Instrumente werden auf speziellen Matten abgelegt, bzw. in Fixiervorrichtungen platziert.
- Mehrweg – MIC-Instrumentarium wird nach Herstellerangabe zerlegt.

Abb. 7.1 a, b **Falsche (a) und korrekte (b) Entsorgung von Instrumenten und Hochfrequenzkabeln** (Foto: M. Liehn)

- Optiken müssen vor Schlag und Stoß geschützt werden (vom Hersteller gibt es entsprechende Lagerungsracks).
- Abfälle und Reste von Desinfektionsmittel
  dürfen nicht mit in den Entsorgungscontainer
  gelangen.

Die Instrumente sind im Operationsbereich standardisiert so zu entsorgen, dass die Mitarbeiter
der AEMP möglichst keinen Kontakt mit den
kontaminierten Instrumenten haben.

7.2.2 Entsorgung

Eine trockene Entsorgung der benutzten Instrumentensiebe ist einer Nassentsorgung vorzuziehen.

Vorteile einer Trockenentsorgung
- Geringes Gewicht der Entsorgungscontainer.
- Keine Verätzungsgefahr an der Oberflächenle-
  gierung.
- Geringe Kosten, da hier weder Desinfektions-
  mittel noch Wasser benötigt wird.
- Keine Schaumbildung im RDG (Reinigungs-
  desinfektionsgerät).
- Umweltfreundlich.

Nachteile einer Trockenentsorgung
- Bei zu langer Wartezeit auf die Aufbereitung
  besteht Korrosionsgefahr an den Instrumenten
  durch das Einwirken diverser Spüllösungen
  sowie der Körperflüssigkeiten des Patienten
  auf die Oberfläche der Instrumente.

Vorteile einer Nassentsorgung
Vorteile sind nicht bekannt, die Nachteile ergeben sich aus den Vorteilen der Trockenentsorgung.
    Die Instrumente werden in den Siebkörben
in spezielle Entsorgungsbehältnisse (Hart- oder
Weichverpackungen) gestellt und verschlossen.
Je nach der Ablauforganisation einer Klinik wird
das benutzte Instrumentarium in einem Cont-
ainerwagen in die unreine Seite der ZSVA transportiert (Abb. 7.2).

Abb. 7.2 Entsorgungswagen (Foto: M. Liehn)

7.3 Aufbereitung in der AEMP

Bei der Beschaffung neuer Medizinprodukte
muss darauf geachtet werden, dass das Instrumentarium, die Schlauchsysteme, endoskopische
Instrumente, die Motoren, Hand- und Winkelstü-
cke maschinell aufbereitet werden können. Zerlegbare Instrumente sind nichtzerlegbaren vorzuziehen. Hier ist den Angaben des Herstellers
Folge zu leisten, da es ansonsten zum Verlust der
Garantieleistung kommen kann.
    Die Aufbereitung in der AEMP hat sich zu
einem eigenen Industriezweig entwickelt – nam-
hafte Firmen übernehmen oder begleiten die
Aufbereitungsanlagen (z. B. SteriLog, InstruClean
etc).
    Um einen Eindruck zu erhalten, wie aufwen-
dig und wichtig der richtige Umgang mit dem
Instrumentarium vor, während und nach der
Aufbereitung in der AEMP ist, geben wir hier
einen kurzen Überblick über die Abläufe in der
AEMP. Vertiefende Kenntnisse werden in sepa-
rater Literatur vermittelt.

7.3.1 Reinigung und Desinfektion

Auch für die manuelle Aufbereitung muss das
Vorgehen in standardisierten Arbeitsanweisun-
gen festgelegt sein. Durch eine Risikoanalyse

müssen alle kritischen Schritte bewertet werden, durch eine Validierung der Erfolg der Reinigung gesichert sein und regelmäßig überprüft werden.

▶ Eine maschinelle Aufbereitung ist einer manuellen Aufbereitung immer vorzuziehen.

Manuelle Aufbereitung

• Instrumente werden erst desinfiziert und dann gereinigt. Hier kommen kombinierte Präparate zur Anwendung, die sowohl reinigen als auch desinfizieren, eine Proteinfixierung darf dabei nicht provoziert werden.
• Das Instrumentarium muss vollständig mit der Desinfektionslösung benetzt sein.
• Zur manuellen Reinigung dürfen keine Metallbürsten bzw. Scheuermittel verwendet werden, da diese die Oberfläche der Instrumente zerstören.
• Nach der chemischen Desinfektion müssen alle Instrumente intensiv mit klarem fließendem und vollentmineralisiertem (VE) Wasser abgespült werden. Anschließend werden die Instrumente sofort getrocknet.

Ultraschallreinigung

Ultraschall breitet sich im Wasser mit bestimmten Frequenzen aus. Dieser Effekt wird bei der Ultraschallreinigung von chirurgischen Instrumenten genutzt. Ein Ultraschallbecken wird mit voll entmineralisiertem (VE) Wasser gefüllt. Je nach Bedarf kann ein Desinfektionsmittel zugefügt werden (Abb. 7.3).

Abb. 7.3 Ultraschallbecken. (ZSVA Marienhospital Osnabrück, mit freundlicher Genehmigung)

Dieses Verfahren wird zur mechanischen Unterstützung bei manueller Reinigung oder zur Vorbehandlung von Instrumenten mit angetrockneten Verschmutzungen vor der maschinellen Reinigung angewendet.

Nach jeder Ultraschallreinigung müssen die Instrumente maschinell mit vollentmineralisiertem (VE) Wasser nachgespült und anschließend getrocknet werden.

Maschinelle Reinigung und Desinfektion

Bei der maschinellen Reinigung des Instrumentariums muss darauf geachtet werden, dass die Vorreinigung mit kaltem Wasser durchgeführt wird, da es bei Temperaturen über 40 °C zur Verklumpung (Denaturierung) von Eiweiß kommt und die Instrumente verkrusten.

Aufgrund der thermischen Desinfektion wird kein Desinfektionsmittel benötigt. Das RDG (Reinigungs- und Desinfektionsgerät) muss so beladen werden, dass alle Instrumente umspült werden können und die Spülarme nicht behindert werden.

Besondere Anforderung für MIC-Instrumente

Die oberflächenveredelten MIC-Instrumente bestehen aus unterschiedlichen Materialien:

• Chrom und Chrom-Nickel-Stahl,
• oberflächenveredelte Buntmetalllegierungen, z. B. verchromtes Messing,
• eloxiertes Aluminium,
• Kunststoffe und kunststoffüberzogene Metalle,
• Glas bei den Optiken.

Die zum Einsatz kommenden chemischen Produkte müssen aufgrund engster Lumina und schwer zugänglicher Stellen an den MIC-Instrumenten eine optimale Reinigung gewährleisten und gleichzeitig materialschonend wirken.

Unter Beachtung der Herstellerangaben werden die Instrumente zerlegt, die Dichtungen entfernt, die Hähne geöffnet und auf einen speziell für diese Instrumente vorgesehenen Waschmaschineneinsatz aufgesteckt. Die Rohrinstrumente mit ihren Hähnen, die geöffnet werden, werden an Spülschläuche in der Waschmaschine angeschlossen, sodass eine Durchspülung der Rohre gewährleistet ist.

Für die endoskopischen Instrumente bietet die Industrie spezielle Endoskopie-RDG's an, die auf chemisch-thermischer Basis die empfindlichen Instrumente reinigen.

7.3.2 Pflege und Funktionsprüfung

Nach der Desinfektion und Reinigung des Instrumentariums folgen die optische Inspektion, die Pflege und die technische Prüfung. Jedes Instrument wird einzeln in die Hand genommen und makroskopisch auf Sauberkeit, Trocknungszustand, Unversehrtheit, Funktion und Vollständigkeit geprüft. Um metallischen Abrieb zu vermeiden, muss das Instrument vor der Funktionsprüfung abgekühlt sein. Nun wird geprüft, ob die Gelenke gut gängig sind, ob das Instrument frei von Beschädigungen ist. Bei Beschädigungen muss das Instrument auf dem Sieb ersetzt und einer Reparatur zugeführt werden.

Folgende Schäden können unter anderem an einem Instrument auftreten:

- **Flugrost**: Feiner Eisenstaub, der durch Abrieb entsteht, rostet an der Luft und legt sich auf den anderen Instrumenten ab (Abb. 7.4a).
- **Spannungsrisse**: entstehen in den meisten Fällen dort, wo das Instrument konstruktionsbedingt hohen Spannungen ausgesetzt ist, z. B. an den Niet- und Schraubverbindungen der Fasszangen. Darum müssen die Instrumente im geöffneten Zustand gereinigt werden. Wenn sie in arretiertem Zustand sterilisiert werden sollen, dürfen sie maximal in der ersten Raste fixiert werden (Abb. 7.4b).

Nach einer Reinigung brauchen sämtliche Instrumente, an denen während des Einsatzes Reibung (Gelenke, Schließen, Rasten) entsteht, gesonderte Pflege. Damit die Instrumente dauerhaft eingesetzt werden können, müssen sie geölt werden.

Abb. 7.4 (a) **Korrosion im Gelenkbereich einer Schere.** (Fa. MMM. Aus: „Instrumentenaufbereitung richtig gemacht" Arbeitskreis Instrumentenaufbereitung, mit freundlicher Genehmigung). (b) **Spannungsriss am Schraubengewinde.** (Fa. MMM. Aus: „Instrumentenaufbereitung richtig gemacht" Arbeitskreis Instrumentenaufbereitung, mit freundlicher Genehmigung)

Beispiel der Funktionsprüfung einer Schere
Je nach Ausführung der Schere können für die Überprüfung der Schneideflächen verschiedene Versuchsmaterialien gewählt werden: Mullbinde, Kompressen aus Baumwolle oder Zellwolle.

Wenn die Schnittflächen einwandfrei sind, kann die Schere wieder in den Umlauf gebracht werden. Sollte die Schere stumpf oder nicht gängig sein, muss sie zur Instrumentenreparatur an einen autorisierten Fachhändler oder direkt an den Instrumentenhersteller gesandt werden.

Die AEMP's verfügen über eine Datenbank, in der alle Instrumente sowie alle Instrumentensiebe aus allen Fachabteilungen einer Klinik hinterlegt sind. Nur mit einer guten Kooperation zwischen Operationsabteilung und AEMP ist es möglich, diese Instrumentendatenbank zu pflegen. Alle Änderungen an den Sieben müssen mit der AEMP kommuniziert werden.

Mit Hilfe der erarbeiteten Packlisten für die einzelnen Operationssiebe können die Instrumente anhand der Artikelnummer standardisiert wieder in die Siebkörbe einsortiert werden. Jede Fachabteilung hat individuelle Packlisten, aber Grundregeln bestimmen, dass Haken zusammengelegt werden, Klemmen und Scheren nach Größe und Länge sortiert zusammenliegen. Nach diesen Arbeitsschritten folgt die Verpackung.

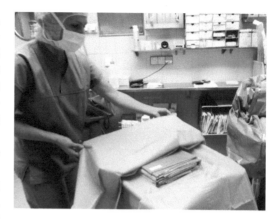

Abb. 7.5 Öffnen einer Papierverpackung (Foto: M. Liehn)

7.3.3 Verpackung

Verpackungsmöglichkeiten
- Einwegverpackung
  - Sterilisationspapier (in Verbindung mit Tuch für schwere Einzelinstrumente).
  - Folie (Kombination aus Papier und Folie für Einzelinstrumente): Papierverpackung gilt als Weichverpackung, ist Einmalmaterial und nicht wieder verwendbar.
- Mehrwegverpackung
  - Aluminiumcontainer: Containersysteme gelten als Hartverpackung, die stapelbar, bruchfest und wieder verwendbar sind.

Folgende Auskünfte muss die Verpackung dem Anwender bieten
- Inhalt (z. B. Grundsieb, TEP Sieb),
- Sterilisationsart (Dampf-, Gas- oder Plasmasterilisation),
- Sterilisierdatum,
- Verfalldatum,
- Etikettnummer (ermöglicht bei Vorkommnissen die Rückverfolgbarkeit des Aufbereitungsprozesses).

Das Instrumentensieb wird nach definierten Standards zunächst in ein Tuch oder in Papier eingeschlagen und dann in den Container oder einen weiteren Bogen Papier eingepackt. Das Tuch und das Papier sind so gefaltet, dass der „Springer" problemlos und unter sterilen Bedingungen das Paket wieder öffnen kann, ohne über das sterile Instrument zu greifen (Abb. 7.5).

Die Innenverpackung des Containers oder auch der Papierverpackung hat großen Einfluss auf das Sterilisationsergebnis. Durch das Verpacken der Siebe wird die Trocknung innerhalb des Sterilisationsbehälters oder der äußeren Papierverpackung unterstützt und somit die Restfeuchte und die Korrosionsgefahr minimiert.

Dass die Sterilität gewährleistet bleibt, hängt im Wesentlichen von der Handhabung und den Lagerbedingungen für das Sterilgut ab. Nachdem die kontrollierten und technisch einwandfreien Instrumente in der jeweiligen Verpackung sind, werden sie verschlossen:

- Container werden mit einem Deckel verschlossen und verplombt.
- Instrumentensiebe werden in ein Tuch und in einen Bogen Papier eingeschlagen.
- Klarsichtbeutel und -schläuche sowie Papierbeutel werden mit einem Folienschweißgerät verschlossen.

Anschließend werden die Materialien etikettiert:

- Bezeichnung des Gegenstandes (z. B. Grundsieb, Luer-Zange, Hammer),
- Name des Mitarbeiters, der die Instrumente/Gegenstände verpackt hat,

Abb. 7.6 Sterilisationswagen (vor dem Autoklaven).
(ZSVA Marienhospital Osnabrück, mit freundlicher Genehmigung)

- Sterilisationsdatum,
- Verfalldatum,
- Sterilisationsart (Dampf-, Gas-, Plasmasterilisation).

Die Container werden auf einen Sterilisationswagen gestellt, die Einzelinstrumente werden in Drahtkörben so eingebracht, dass die Sterilisation gewährleistet ist und in den Autoklaven verbracht (Abb. 7.6).

7.3.4 Sterilisation

Die Sterilisation ist ein Verfahren, mit dem die restlichen lebenden Mikroorganismen auf den Instrumenten abgetötet werden.

Sterilisationsverfahren

Im Folgenden geht es um die Sterilisationsverfahren, die üblicherweise in einer Klinik angewendet werden.

Dampfsterilisation

Bei einer Dampfsterilisation wird mit reinem, gesättigtem Dampf die Sterilisationskammer auf 121 °C oder 134 °C erhitzt. In einer vorgeschriebenen Zeit wird diese Temperatur mit feuchter Hitze gehalten. Anschließend findet eine Trocknungsphase statt. Die Instrumente (134 °C) oder Gummimaterialien (121 °C) sollen nach Beendigung der Sterilisation vollständig trocken aus

dem Sterilisator kommen. Das Beladegewicht beträgt 10 kg und sollte nicht überschritten werden. Sind die Siebe feucht, so muss der Vorgang wiederholt werden, bzw. ein Techniker muss die Geräte überprüfen.

Eine Dampfsterilisation kann bei allen thermostabilen (hitzebeständigen) Materialien durchgeführt werden, d. h. die Materialien dürfen sich weder durch die Hitze, noch durch das Vakuum verändern. Hier sind die Herstellerangaben zu beachten. Es muss gewährleistet sein, dass der Dampf an allen Stellen Zugang zum Material hat.

Vorteile einer Dampfsterilisation

- kostengünstig,
- umweltfreundlich,
- nicht giftig,
- kontrollierbar,
- es entstehen keine Rückstände auf den Materialien (Flecken).
- Folgende Materialien können dampfsterilisiert werden:
- rostfreier Stahl,
- Textilien,
- Gummierzeugnisse,
- hitzebeständiger Kunststoff.

▶ Nach dem Sterilisationsprozess muss das Sterilgut „trocken" sein.

Niedrigtemperatursterilisation

Diese Verfahren werden bei hitzeempfindlichen (thermolabilen) Materialien eingesetzt. Es sind die Angaben des Herstellers zu beachten. Diese Sterilisationsvarianten sind sinnvoll für:

- hitzeempfindliche Sonden,
- Optiken,
- flexible Endoskope.

Hier sind die Herstellerangaben zu beachten.

Gassterilisation

Hier gibt es zwei Möglichkeiten:

- Gassterilisation mit Ethylenoxid (EO),
- Gassterilisation mit Formaldehyd (FO).

Um einen Gassterilisator zu bedienen, ist ein gesonderter Lehrgang notwendig, der mit einem Befähigungsschein zur Begasung mit FO und EO endet.

Plasmasterilisation

Mit diesem Verfahren können ebenfalls hochlabile Instrumente sterilisiert und sofort wieder dem Instrumentenkreislauf zugeführt werden. Hier werden mit Wasserstoffperoxyd die Mikroorganismen durch freie Radikale (hochaktive Verbindungen, die Mikroorganismen zerstören) bei einer Kammertemperatur von 45 °C abgetötet. Vorteil dieses Verfahrens ist die kurze, giftfreie Sterilisationszeit.

▶ Alle Materialien, die nicht autoklavierbar sind, werden gemäß RKI-Richtlinien eingestuft in „Kritisch C" (Abschn. 7.2).

Sterilitätskontrolle

Alle Sterilisatoren müssen vor Inbetriebnahme auf ihre Wirksamkeit überprüft werden. Mit einem täglich durchzuführenden **Bowie Dick-Test** beim Dampfsterilisator wird überprüft, ob die Luft vor dem Einleiten des Dampfs ausreichend abgepumpt wurde. Ohne ein Vakuum erreicht die Dampfsättigung nicht die richtige Konzentration.

Vor dem Beladen der Sterilisationswagen werden alle Materialien zur Dokumentation eingescannt. Nach Abschluss aller Sterilisationsverfahren wird anhand der Chargendokumentation

überprüft, ob die Sterilisationsprozesse in einem ordnungsgemäßen Zustand durchgeführt wurden. Der Sterilisationsprozess enthält folgende Parameter:

- Temperatur,
- Druck,
- Sterilisationszeit.

Bei Fehlermeldungen während der Sterilisation muss der ganze Vorgang wiederholt werden. Für die Überwachung der Aufbereitung in einer AEMP ist ein Qualitätsmanagement erforderlich, das jederzeit einer externen Überprüfung Stand halten kann. Im Falle eines Schadens (z. B. Infektion) am Patienten, muss die Klinik beweisen, dass alle Prozesse in der Klinik ordnungsgemäß durchgeführt wurden (sog. Beweislastumkehr).

Nach Abkühlung des Sterilguts werden die Materialien auf der (sauberen) Sterilgutseite wieder dem Instrumentenkreislauf zugeführt. Hierzu werden die Instrumente entweder in der AEMP vorgehalten oder in die Funktionsbereiche zurückgebracht. Zur Vorbereitung der Operation findet der Mitarbeiter der Funktionsabteilung ein technisch einwandfreies, steriles Instrumentarium vor.

Voraussetzungen für eine geschützte Lagerhaltung des Sterilguts ist eine staubfreie und trockene Umgebung. Um die Instrumente vor Korrosion zu schützen, soll die Umgebung auch keinen Temperaturschwankungen ausgesetzt werden. Diese Bedingungen lassen eine Lagerzeit von bis zu 6 Monaten und länger zu.

Arbeitskreis Instrumentenaufbereitung (2012) Instrumentenaufbereitung richtig gemacht, 10. überarb Aufl. http://www.a-k-i.org/. frei zugängliches pdf; Zugegriffen am 01.11.2020

Braun Aesculap. Instruments4you. http://www.instruments4you.de. Zugegriffen am 01.11.2020

Carus T (2009) Operationsatlas laparoskopische Chirurgie. Springer, Berlin/Heidelberg

Carus T (2014) Operationsatlas Laparoskopische Chirurgie, 3. Aufl. Springer, Berlin/Heidelberg/New York

Liehn M, Grüning S, Köhnsen N (2006) OP und Anästhesie. Springer, Berlin/Heidelberg

Liehn M, Lengersdorf B, Steinmüller L, Döhler R (2016) OP-Handbuch, 6. Aufl. Springer, Berlin/Heidelberg

Liehn M, Steinmüller L, Döhler R (2021) OP-Handbuch, 7. Aufl. Springer, Berlin/Heidelberg

Robert Koch-Institut. http://www.rki.de: Website des Robert-Koch- Instituts. Zugegriffen am 01.11.2016

Wintermantel E, Suk-Woo H (2009) Medizintechnik Life science engineering, 5. Aufl. Springer, Berlin/Heidelberg/New York

Mit freundlicher Unterstützung von

Alle Mitarbeiter des ZOP der Asklepios Klinik Altona (AKA)

Klaus Dieter Harmel (Niels Stensen Kliniken Marienhospital Osnabrück, Ltd. AEMP)

Manuela Junker (Niels Stensen Kliniken Marienhospital Osnabrück) Gabriele Frank

Stichwortverzeichnis

A
Abdominalchirurgie 40
Adson-Pinzette 16
AEMP (Aufbereitungseinheit für Medizinprodukte) 2
Amputationsmesser 14
Antiseptik 4
Arbeitsteil 87
Arterienklemme nach Kocher 23
Asepsis 4
Aufbereitung 89
Aufbereitungseinheit für Medizinprodukte 2

B
Babcock-Zange 42
Bauchdeckenhaken 11
Beistelltisch 9, 84
Blutstillung 16
Bohrmaschine 62
Bohrsystem 62
Bougie 66
Bowie Dick-Test 97

C
Cerclage 60
Chirurgie
    minimal-invasive (*Siehe* minimal-invasive Chirurgie)
Clip 51
Containersystem 95
Cooley-Gefäßklemme 76
Cooley-Pinzette 18
Cushing-Pinzette 16, 18
Cutter
    linearer 46

D
Dampfsterilisation 96
Darmklemme 25
Darmresektion 43
Darmspatel 40
De Bakey-Gefäßklemme 76
De Bakey-Pinzette 18

Deschamps-Klemme 26
Deschamps-Unterbindungsnadel 37
Desinfektion 92
Dilatator 66
Dissektion 19
Dissektor 54, 76
Dokumentationsetikett 1
Drahtschere 60
Drahtspannzange 61
Duval-Klemme 28

E
Einwegverpackung 95
Einzinker-Haken 56
Elevatorium 55
Ethylenoxid (EO) 96

F
Fadenschere 20
Fasszange 30
    gynäkologischer Eingriff 68
    minimal-invasive Chirurgie 50
Fast-track-Chirurgie 43
Flachmeißel 57
Flachzange 60
Flugrost 94
Fogarty-Katheter 44
Formaldehyd (FO) 96
Frakturspalt 57
Fräse 62
Funktionsprüfung 90, 94
    Schere 94

G
Gallenblase 44
Gallenblasenfasszange 28
Gassterilisation 96
Gefäßchirurgie 75
Gefäßhäkchen 78
Gefäßklemme 25, 76
Gewebezange 42

© Springer-Verlag GmbH Deutschland, ein Teil von Springer Nature 2022
M. Liehn, H. Schlautmann, *1x1 der chirurgischen Instrumente*,
https://doi.org/10.1007/978-3-662-65028-8

Gewindeschneider 62
Gold 9
Grundinstrumentarium 4, 13
Gummizügel 41
Gynäkologie 64

H
Haken 30
    Abdominalchirurgie 40
    Anreichen 31
    Grundinstrumentarium 30
    scharfer 30
Hakenzange 28, 70
Hammer 57
Hartmetalleinlage 8
Hegar-Nadelhalter 35
Hegar-Stift 66
historische Aspekte 2
Hohlmeißel 57
Hohlmeißelzange 58
Hohlsonde 38
Hohmann-Hebel 56
Hopkins-Optik 48
Hygiene 4
    Aufbereitung des Instrumentariums 89
Hysterektomieklemme nach Wertheim 70
Hysteroskop 71

I
Implantat 64
    Material 7
Instrumentanz 1
Instrumentarium
    Abnehmen 87
    Abwerfen 88
    Anreichen 87
    Arbeitsteil 87
    Aufbereitung 89
    Entsorgung 92
    Funktionsprüfung 94
    historische Aspekte 2
    Konstruktion 11
    minimal-invasive Chirurgie 50
    Verwendungszweck 11
    Werkstoff 6
Instrumentation 9
Instrumentencontainer 1
Instrumentenherstellung 5
Instrumentenkreislauf 90
Instrumentensieb 84
Instrumentiertisch 9, 83
    Mikroinstrumentarium 80

J
Jakobsfutter 62

K
Kirschner-Rahmen 32
Klammernahtinstrument 45
Klemme 22
    Abdominalchirurgie 43
    Anreichen 28
    Grundinstrumentarium 22
    hartfassende, traumatisierende 23
    Maulprofil 23, 26
    weichfassende 25
Knochengrundinstrumentarium 53
Knochenhaltezange 58
Knochenhebel 55
Knochenschere 59
Knochenzange 58
Knotenschieber 53
Koagulationspinzette 18
Kocher-Haken 31
Kocher-Klemme 23
Kornzange 23
Kürette 67
    scharfe 68
    stumpfe 67

L
Langenbeck-Haken 31
Leber 44
Leberhaken 40
Legierung 6
Lidhaken 30
Ligatur 38
Ligaturklemme 26
Lockwood-Zange 42
Löffel
    scharfer 57
Löwenmaul 59
Lungenfasszange 28

M
Magen 42
Magenresektion 43
Mandrin 48
Mattierung 8
Medizinproduktegesetz (MPG) 47
Mehrwegverpackung 95
Meißel 57
Meniskusfasszange 59
MIC. *Siehe* minimal-invasive Chirurgie
Mikro-Bulldog-Klemme 76
Mikroinstrumentarium 79
Mikroschere 19, 22
Mikroskop 79
Mikulicz-Klemme 24
Milzentfernung 44
minimal-invasive Chirurgie (MIC) 47
    Aufbereitung des Instrumentariums 93
    Instrumentarium 50

Morcellator 71
Mosquito-Klemmchen 23
MPG (Medizinproduktegesetz) 47

N
Nadel-Faden-Kombination 36
Nadelhalter 35, 53
    Körnung 35
    Maulprofil 35
Nadelkörper 36
Nahtmaterial 6, 84
Nervenhäkchen 78
Niedrigtemperatursterilisation 96
Nierenklemme 74

O
Obturator 48
Optik 48, 53
Organfasszange 28
Ösophagus 41
Osteotom 57
OTA (operationstechnische Assistenten) 1
Ovarialfasszange 68
Overholt-Klemme 26

P
Parametriumklemme 70
Péan-Klemme 24
Peritoneum 40
Pinzette 15
    anatomische 16
    atraumatische 18
    bipolarer Strom 18
    chirurgische 16
Plasmasterilisation 97
Präparation 22
Präparierklemme 26
Präparierschere 11, 20

Q
Qualitätssicherung 8

R
Raspatorium 54
Reinigung 92
Reinigungs- und Desinfektionsgerät (RDG) 91
Rektumklemme 41
Repositionszange 59
Resektion
    transurethrale (TUR) 72
Retraktor 50, 53
Riefelung 11
    atraumatische 41
Rinne 26, 38

Rippenschere 21, 22
Rippensperrer 34
Robert Koch Institut (RKI) 90
Rohrinstrument 94
Roux-Haken 31

S
Säge
    oszillierende 62
Satinsky-Klemme 25
Scharfer Löffel 57
Scheidenspekulum 64
    nach Breisky 66
    nach Doyen 66
    nach Kristeller 65
    nach Scherback 65
Schere 19
    bipolare 22
    Funktionsprüfung 94
    Gefäßchirurgie 78
    gewinkelte 20
    Grundinstrumentarium 19
    gynäkologischer Eingriff 70
    Mikroschere 22
Seitenschneider 60
Single Port 48
Skalpell 13
    Grundinstrumentarium 13
    Klinge 13
Spannungsriss 94
Sperrer 32
Spezialinstrumentarium 40
    Abdominalchirurgie 40
    Gefäßchirurgie 75
    Gynäkologie 64
    Urologie 72
Spiralbohrer 62
Spitzzange 60
Springer 1
Stahlsorte 6, 7
Standard 1
Stapler 45
    linearer 46
    zirkulärer 46
Steinfasszange 30
Sterilgutversorgung 89
Sterilgutversorgungsabteilung
    zentrale (ZSVA) 2, 89
Sterilisationsverfahren 96
Sterilitätskontrolle 97
Stieltupfer 23, 26
Stößel 57

T
Tasthaken 50
Thoraxsperrer 34
Tischaufbau 83

Titan 7
Trokar 48, 52
Tuchklemme 23
Tunnelator 79
TUR (transurethrale Resektion) 72

U
Ultraschallreinigung 93
Unterbindungsnadel 37
Urethrotom 72
Urologie 72
Uterussonde 68

V
Venenhaken nach Kocher 31

W
Werkstoff 6
Werkstoffnummer 7
Wertheim-Hysterektomieklemme 70
Wertheim-Klemme 30
wire-twister 61
Wundhaken 30
Wundspreizer 32
Wundverschluss 3, 6

Z
Zählkontrolle 85, 88
Zahnarzthäkchen 57
Zange 28
     Grundinstrumentarium 28
ZSVA (zentrale Sterilgutversorgungsabteilung) 2, 89

springer.com

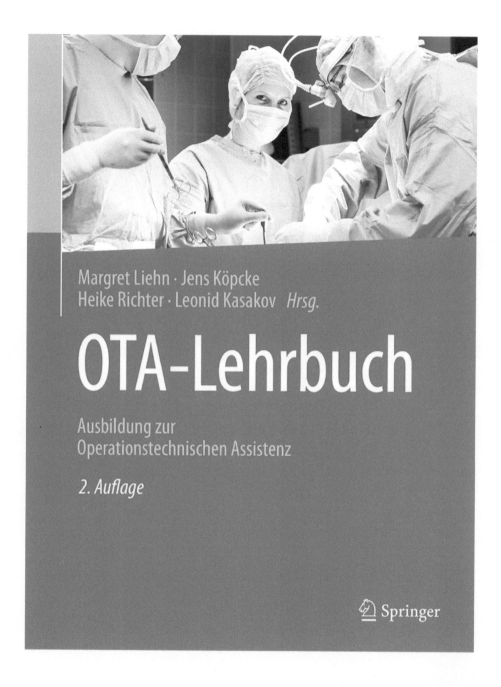

Margret Liehn · Jens Köpcke
Heike Richter · Leonid Kasakov *Hrsg.*

OTA-Lehrbuch

Ausbildung zur
Operationstechnischen Assistenz

2. Auflage

Springer

Jetzt bestellen:
link.springer.com/978-3-662-56182-9

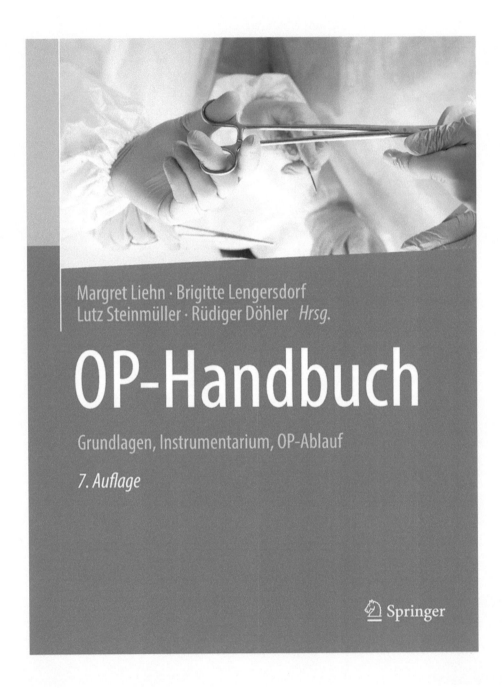

Margret Liehn · Brigitte Lengersdorf
Lutz Steinmüller · Rüdiger Döhler *Hrsg.*

OP-Handbuch

Grundlagen, Instrumentarium, OP-Ablauf

7. Auflage

Springer